통증과 교정 운동

통증과 교정 운동

파브스포츠의
전신 통증 완화
기적의 운동

파브스포츠
채정욱
유은비
김순호 **지음**

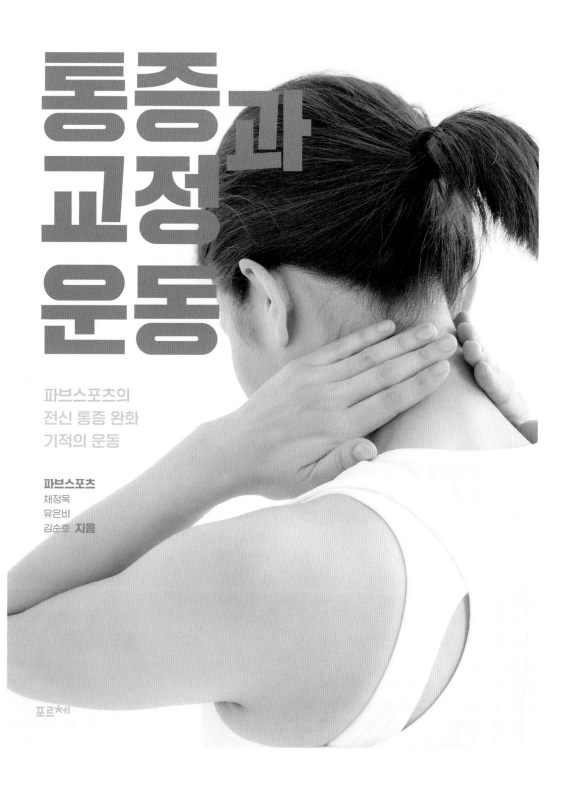

포르체

지금 이 책을 보는 당신!

평소 목과 어깨가 뻐근하시죠?
그렇다면, 이렇게 한번 해보세요.

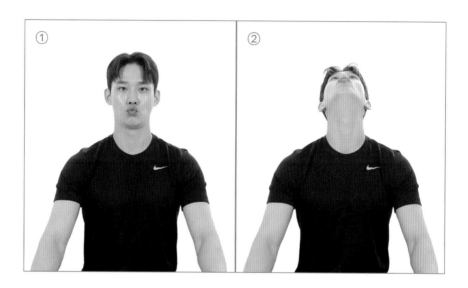

① 입술을 앞으로 쭉 내밉니다.
② 고개를 젖히며 하늘을 향해 뽀뽀합니다.

다른 스트레칭과 다를 게 없다고요?
고개를 그냥 젖히는 것보다 입술을 앞으로 내미는 것이 더 효과적입니다.
턱은 목 앞에 있습니다. 그렇기 때문에 목의 정렬과 움직임에 영향을 미칩
니다. 위 동작은 입술을 내밀어 자연스럽게 목과 턱 앞에 위치한 근육을 늘
리는 데 도움을 줍니다.

이 글을 읽는 동안 3번만 해보세요.
목이 가벼워지는 것을 느낄 수 있습니다. 지속 시간 또한 다른 스트레칭에
비해 더 오래 유지됩니다.

목차

Chapter 1
통증과 완화

---

❶ 통증, 없는 분 있으신가요?

❷ 이완과 강화

Chapter 2
바른 자세

Chapter 3
몸의 균형과 중심

Chapter 4
몸의 기둥과 관리

Chapter 5
몸의 안정성을 위한 관리

Chapter 6
체형 개선과 관리

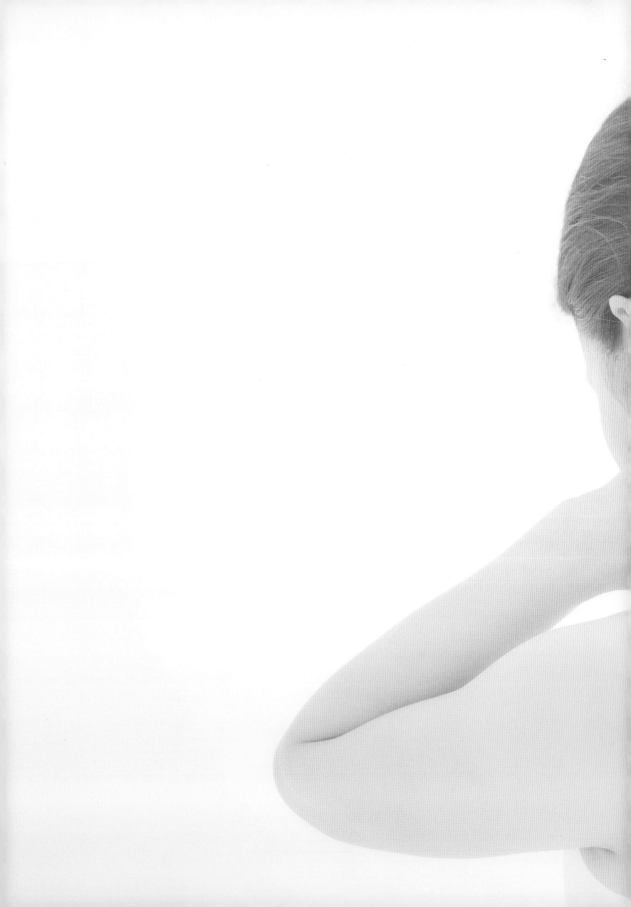

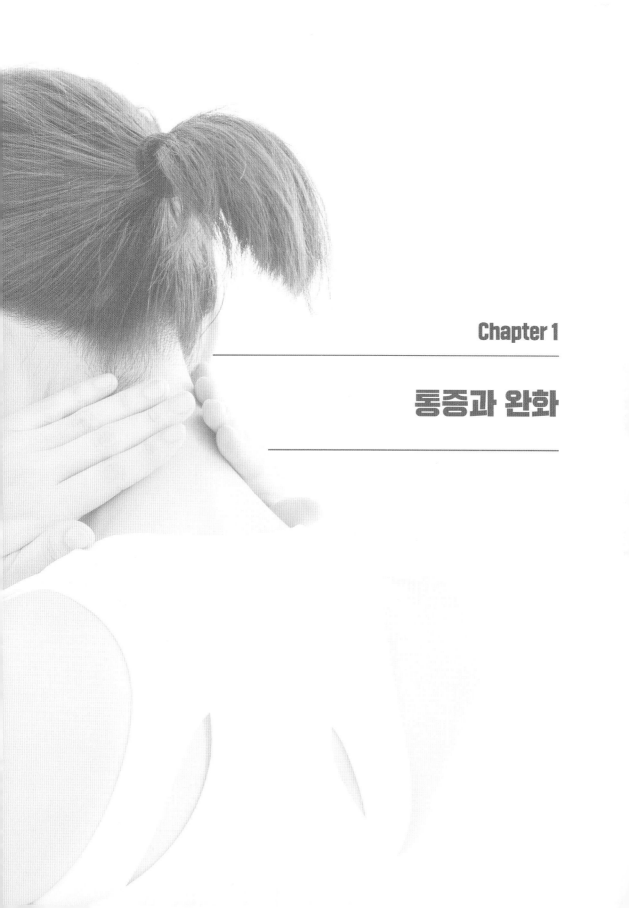

Chapter 1

통증과 완화

1. 통증, 없는 분 있으신가요?

통증의 역할과 중요성

통증은 인간과 절대 떨어질 수 없는 평생의 동반자입니다. 그런데 통증이 우리의 몸을 보호하는 방어막 역할을 한다는 것 알고 계신가요?

발목을 삐면 통증이 생깁니다. 통증이 심한데도 당차게 걸을 수 있을까요? 우리 몸은 발의 회복을 돕기 위해 최대한 움직이지 않도록 통증을 유발합니다. 통증이라는 반응은 진통제를 먹지 않는 이상 거부할 수 없습니다. 만약 통증을 무시하고 과하게 움직인다면 발목 상태는 걷잡을 수 없이 망가지겠죠. 길을 가다가 발에 상처가 나서 살이 손가락 한 마디 정도 찢어지고 피가 나는 상황을 상상해 보세요. 피는 아물었지만 상처 부위에 물만 닿아도 극심한 통증이 느껴져 발을 움츠리게 될 것입니다. 이는 우리 몸이 상처 부위를 보호하고 회복을 돕기 위해 통증을 유발하는 것입니다.

통증은 우리 몸을 위험으로부터 보호해 주는 중요한 방패입니다. 문제는 통증 자체보다는 통증 경험과 이에 따른 '근방호 반응'입니다.

통증 메커니즘

우리 몸에 상처가 생기면 회복을 위해 많은 세포들이 일을 합니다. 상처 부위의 이물질을 제거하고 혈액을 공급하여 새로운 살을 만드는 리모델링 작업을 하죠. 만약 외부적인 요인이 회복을 방해한다면 어떻게 될까요? 회복 기간이 지연되고 상처 부위가 더 커질 수 있으며, 세균이 들어가면 궤양으로 변할 수도 있습니다.

우리 몸은 상처 부위를 보호하고 최대한 빠르게 회복하기 위해 통증이라는 불쾌한 감각 신호를 전달합니다. 자연스럽게 우리는 상처 부위를 보호하게 되죠. 이렇듯 통증은 몸을 보호하는 기전입니다. 통증을 느꼈을 때 괴로워하기보다는, 통증이 생겼기 때문에 정신 차리고 통증 신호에 귀를 기울여야 할 때입니다.

통증은 우리 몸의 경고 시스템입니다. 피부나 근육에 열 또는 물리적 자극이 가해지면 감각 신경이 전기적으로 흥분하고, 이 자극 신호를 대뇌로 전달합니다. 대뇌의 시상은 이 신호를 감각 중추로 보내고 우리는 통증을 느끼게 됩니다. 쉽게 말해, 우리 몸이 다치면 뇌가 경고 신호로 통증을 울리는 것입니다.

통증은 상처가 회복되면 사라집니다. 자극이 사라졌으니 경고를 울릴 필요가 없기 때문입니다. 하지만 뇌는 경험한 통증을 기억하고 미래에 같은 통증을 피하려 합니다.

통증의 기억과 회피

고개를 뒤로 젖히다가 삐끗한 사람은 머리를 뒤로 젖히는 동작이 두려워집니다. 상체를 숙이다가 허리를 삐끗한 사람은 상체를 숙일 때 조심스러워집니다. 농구를 하다가 허리를 다친 사람은 농구를 할 때 허리가 신경 쓰입니다. 이렇게 조심스러워지면 움직임이 소극적으로 변합니다. 이때 소극적이지 않은 움직임을 할 때와 비슷하지만 다른 근육을 사용하게 됩니다. 결국 특정 근육이 과도하게 흥분하고 긴장도가 높아집니다.

근방호 반응

근방호는 부상당한 부위를 보호하기 위해 주변 근육이 수축하는 현상입니다. 축구공이 머리를 향해 날아오면 우리는 반사적으로 팔을 올려 얼굴을 보호합니다. 이와 비슷하게 우리 몸에 상처나 부상이 생기면 주위 근육이 수축하여 그 상처를 보호합니다. 만약 무작정 근육을 늘리거나 마사지한다면 어떤 일이 생길까요?

근육은 우리 몸을 보호하기 위해 몸을 꽉! 잡고 있습니다. 그런데 근육을 느슨하게 만들어 버리면 오히려 통증이 더 크게 발생할 수 있습니다. 여러분이 다리를 다쳐 목발을 짚고 있다고 가정해 보겠습니다. 한쪽 다리를 쓸 수 없어 체중을 목발에 의지하고 있는데, 누가 와서 목발을 발로 걷어찼다면 결국 넘어지고 다시 다칠 겁니다.

그렇다면 어떻게 해야 할까요? 해답 중 하나는 운동입니다. "통증이 있는데 운동하면 더 안 좋은 거 아닌가요?"라고 할 수도 있습니다. 하지만 호흡만 잘해도 척추를 움직이는 관절 운동이 됩니다. '과격한 운동'을 피하는 것이지 운동 자체를 멀리하면 안 됩니다. 나 때문에 화난 친구를 살살 달래준다고 생각하면 쉽습니다. 통증으로 인해 우리 몸의 근육이 화가 났습니다. 여기서 강압적으로 "야! 화 좀 풀어!"라고 한다면 안 되겠죠? 천천히 달래면서 근육의 화를 풀어 준다면 통증 완화에 도움이 될 수 있습니다.

근육은 수축을 좋아합니다. 자꾸 늘리기만 한다면 근육은 화를 낼 수 있습니다. 그래서 우리는 근육을 풀어줌과 동시에 적절하게 강화시켜야 합니다. 스트레칭과 마사지를 적절하게 병행하면 더욱 좋습니다.

통증은 인간과 절대 떨어질 수 없고 평생 함께해야 합니다. 통증에서 벗어나고, 삶의 질을 높이기 위해선 스스로 관리할 수 있어야 합니다. 하나부터 열까지 다 알려드릴 테니 차근히 따라오시면 됩니다.

2. 이완과 강화

한 가지 동작을 반복하는 사람

근육은 수축과 이완을 통해 상처가 생기고, 이 상처가 회복되면서 발달합니다. 운동선수처럼 특정 동작을 반복하는 사람들은 그렇지 않은 사람들에 비해 근육이 더 많이 발달할 수밖에 없습니다. 하지만 근육이 파괴되는 속도를 회복 속도가 따라가지 못하면 어떻게 될까요? 상처 입은 근육들이 눌어붙어 통증 유발점을 만들 수 있습니다.

통증 유발점은 근육의 특정 부위를 누를 때 강한 통증을 느끼는 부위를 말합니다. 이를 점프 사인이라고도 부르는데, 누르면 깜짝 놀라서 '악!' 하고 뛰기 때문입니다.

근육은 수축할 때 에너지를 생성하고, 이 에너지는 힘줄을 타고 뼈와 뼈막, 근막에 전달됩니다. 이 과정에서 근육은 생성된 에너지를 감당해야 합니다. 근육의 어떤 부위는 더 두껍고 어떤 부위는 더 얇습니다. 두꺼운 부위는 에너지를 잘 감당할 수 있지만, 약한 부위는 감당하기 힘들 수 있습니다. 약한 부위에 충격이 계속 쌓이면 통증이 생길 수 있습니다.

특정 자세로 장시간 유지하는 사람

오랜 시간 한 자세로 작업할 경우 특정 근육이 짧아집니다. 움직이지 않고 한 자세를 유지하고 있다 보니 근육이 짧아지는 것입니다. 근육이 약하면서 짧아져 있다는 것을 보고 '근육의 기능이 약하다'고 표현할 수 있습니다. 이때 근육은 발달되지 않습니다.

예를 들어, 어깨가 아프면 어깨 위쪽의 승모근 부위를 마사지합니다.

마사지를 하고 나서 잠깐은 좋아집니다. 하지만 결국 다시 뻐근해집니다. 너무 과할 경우 오히려 전보다 더 큰 통증이 발생할 수 있습니다. 이때는 마사지보다는 운동을 통해 근육의 기능을 살려야 합니다. 어깨 통증은 중력에 의해 날개뼈가 밑으로 떨어지면서 발생합니다. 떨어지는 것을 막기 위해 승모근이 일해야 하는데, 어깨 마사지는 승모근이 일을 하지 못하게 만듭니다. 힘든 일이 생겨 도와주려 하는 친구에게 "네 도움 따위 필요 없어!"라고 말하는 것과 같습니다.

승모근이 약하면 다른 근육까지 힘을 쓰게 됩니다. 결국, 어깨 통증을 넘어 목, 두통 등 다양한 통증이 생길 수 있습니다. 이런 악순환을 끊기 위해서는 올바른 운동을 통해 근육을 강화하고 기능을 회복시키는 것이 중요합니다. 어깨가 아플 때 무작정 마사지하기보다는 운동을 통해 승모근을 활성화시키는 방법을 시도해 보세요. 이 방법이 장기적으로 더 건강하고 효과적일 것입니다.

3. 근육과 힘줄

힘줄을 강화하고 회복하는 운동의 비밀

힘줄에 염증이 생기면 부위에 따라 건염이나 건초염 진단을 받습니다. 흥미로운 사실은 힘줄에 생기는 염증의 원인이 명확하지 않다는 것입니다. 과도한 사용으로 생기기도 하고, 사용 부족으로도 생길 수 있습니다. 심지어 담배 냄새가 주는 스트레스가 호르몬 분비를 통해 통증 수용기를 자극하여 건초염을 유발할 수도 있습니다. 그렇다면 힘줄을 어떻게 관리하고 강화할 수 있을까요?

힘줄 발달의 원리

힘줄을 발달시키기 위해서는 근육을 사용해야 합니다. 특히 탄력 운동을 통해 힘줄에 미세 손상을 주고 이를 회복시키는 과정을 반복해야 합니다. 이 과정에서 힘줄은 점점 더 단단해집니다. 흥미로운 점은 힘줄에 염증이 생길 때와 운동을 통해 힘줄을 발달시킬 때 모두 같은 염증 반응이 나타난다는 것입니다. 쉽게 말해 적절히 발생하는 약한 자극은 회복에 도움이 될 수 있습니다.

근육은 어떻게 일을 할까요?

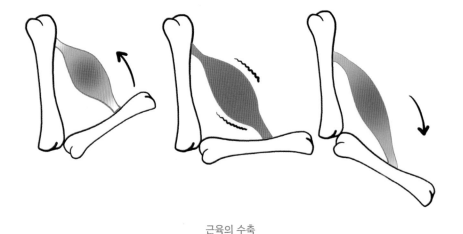

근육의 수축

동심성 수축
근육을 짧게 만들며 뼈를 움직입니다.

등척성 수축
근육이 뼈의 움직임 없이 힘을 생성합니다.

편심성 수축
근육을 늘리며 뼈를 움직입니다.

동심성 수축과 편심성 수축은 근육을 움직여 발달시키고 기능을 향상시킵니다. 등척성 수축은 근육이 관절을 단단하게 잡을 수 있는 기능을 향상시킵니다. 근육은 세 가지 근 수축을 모두 할 수 있어야 합니다. 이 수축 중 하나의 수축만 반복할 경우 관절에 통증이 발생할 수 있습니다. 근육이 기능을 잘한다는 것은 세 가지 수축을 자유자재로 할 수 있는 상태를 말합니다.

편심성 수축의 효과

편심성 수축은 동심성 수축과 다르게 힘줄에 고주파 진동을 만들어 냅니다. 이 진동은 힘줄의 회복을 자극하여 더 빠른 회복을 이끌어 낼 수 있습니다. 따라서 손상이 있는 힘줄도 적절한 범위 내에서 편심성 수축 운동을 하면 회복을 도울 수 있습니다.

힘줄의 강화와 회복을 위해서는 적절한 자극이 필요합니다. 과도한 운동이나 운동을 전혀 하지 않는 것 모두 문제가 될 수 있습니다. 중요한 것은 손상과 회복 사이에서 적절한 균형을 찾는 것입니다. 이를 통해 우리는 힘줄을 더 건강하게 만들고, 더 강한 신체를 가질 수 있습니다.

근긴장도와 이완

'이완'은 흔히 근육이 힘없이 흐물흐물한 상태를 의미한다고 생각하지만, 중력에 대항하여 가만히 있는 상태를 말합니다. 이완된 상태도 결국 근육이 일정한 긴장 상태를 유지하는 것입니다. 그리고 이러한 근긴장도는 관절의 안정성을 유지하는 데 도움을 줍니다.

근육과 힘줄의 역할

근육의 끝에는 힘줄이 붙어 있습니다. 뼈막에 붙어 있는 힘줄은 근막과 연결되어 있습니다. 힘줄에는 근육의 힘을 측정하는 골지힘줄기관이라는 고유수용감각이 있습니다. 골지힘줄기관은 근육이 다치지 않도록 보호하는 역할을 합니다. 예를 들어, 10kg의 아령을 들 수 있는 근력이 있는데 20kg의 아령을 들려고 하면 골지힘줄기관은 '이건 들 수 없으니 힘을 빼라'는 명령을 내려 근육의 긴장도를 낮춥니다.

4. 통증 완화를 위한 세 가지

근육 깨우기(인지)

우리의 뇌는 두개골이라는 캄캄한 벙커 안에 갇혀 있습니다. 오직 감각으로 우리 몸의 신체를 느낄 수 있죠. 특정 근육을 자연스럽게 사용하기 위해서는 뇌에게 사용할 수 있는 근육이 있다는 것을 알려야 합니다. 그 방법은 간단합니다. 근육을 사용하고 감각을 느끼는 겁니다. 우리 함께 근육을 느껴봅시다!

관절을 부드럽게(호빌리티)

관절을 부드럽게 만들면 혈액 순환 증진, 신체 부위를 늘려 유연성 확보, 증가한 유연성은 부상을 예방하는 효과가 있습니다. 호흡과 함께 진행되는 관절의 움직임은 우리 몸을 부드럽게 만들어 줍니다. 호흡은 부교감 신경계를 자극해 우리 몸을 편안하게 만들어 줍니다. 스트레칭, 관절의 움직임 등 호흡이 섞이면 조금 더 효율적으로 관절을 부드럽게 만들 수 있습니다.

단단하게(운동)

근육의 기능을 만드는 것이 마지막이 되어야 합니다. 우리 몸의 근육들을 하나씩 모두 느끼고 호흡과 연결시켰다면, 반복 움직임을 통해 근육을 사용하고 뇌에게 이러한 동작을 알려야 합니다.

체육 관련 석사 과정을 마친 동료에게 들은 이야기입니다. 골반이 뒤로 말려 있는 '후방경사' 자세를 가진 사람에게 허리 통증이 있었습니다. 후방경사가 원인일 것이라 판단해 반대 동작인 골반 전방경사 운동을 진행했습니다. 하지만 통증이 사라지지 않고 오히려 심해져 병원에 가서 X-ray를 찍어 보니, 웬걸 골반이 후방경사가 아닌 '전방경사'였다고 합니다. 전방경사를 후방경사로 판단해 계속 전방경사를 만드는 운동을 했던 것입니다. 이렇듯 눈으로 보는 것과 X-ray로 보는 것은 다를 수 있습니다. 자세 자체에 집중하는 것이 아닌, 관절을 잡아주는 안정적인 시스템에 집중해야 합니다.

5. 이제부터 당신의 통증 치료사는 운동입니다

건강한 삶을 위한 첫걸음, 운동

운동만 잘해도 건강한 삶을 살 수 있습니다. '아니, 누가 몰라? 나 운동 매일 하는데?'라고 할 수도 있습니다. 하지만 평소 쓰지 않던 근육을 활성화한다고 생각해 보세요. 이 책에서는 흔히 '코어'라고 불리는 근육부터 단계별로 발달시키고자 합니다. 쓰지 않던 근육을 잘 사용할 수 있게 되면 최종적으로는 통증을 관리할 수 있게 됩니다.

국내 건강기능식품 시장은 2019년 4조 8,963억 원에서 2023년 6조 2,000억 원 규모로 확대되었습니다.[*] 비타민 시장 역시 2021년에서 2022년까지 1년 동안 약 2,700억 원 증가하여 9,601억 원으로 성장했습니다.[**] 반면 코로나가 우리를 괴롭히기 시작한 2020년부터 걷기 실천율과 운동량은 감소했습니다. 이와 함께 우울증이 증가하고 만성 질환 유병률도 악화되는 추세입니다. 이러한 지표들은 건강을 위해 보충제도 중요하지만 활동량 즉, 운동이 중요하다는 것을 알려 줍니다.

제가 치료사로 근무하던 때, 허리 통증을 겪는 환자가 있었습니다. 이미 주사 치료를 여러 번 받아 내성이 생겨 더 이상 손쓸 방법이 없었습니다. 담당 치료사 선생님이 고전하고 있을 때 환자분은 이렇게 이야기했습니다. "선생님이 고쳐 주셔야죠. 그러니까 치료사 아니에요?" 맞는 말이지만, 그분에게 필요한 건 치료가 아닌 운동이었습니다.

치료사로 일하면서 운동의 중요성을 강조했습니다. 통증을 적절하게

---

[*] 이민아, "올해 건강기능식품 시장 규모 6조 2,000억 원대… 5년 새 27% 확대", 조선비즈, 2023.12.06.

[**] 김미진, "제약업계, 시장 규모 1조 '비타민 전쟁' 확전 양산", 비즈월드, 2023.01.16.

완화시키기 위해선 운동이 필요합니다. 정확히 말하면, 우리 몸을 지탱하는 근육을 잘 사용할 수 있게 만드는 게 중요하죠.

통증이 있는 환자들은 근육의 과사용, 잘못된 근육 사용 패턴 등으로 인해 움직임이 불안정합니다. 평소 허리 통증이 있는 사람과 없는 사람을 비교한 결과, 척추를 단단하게 잡아주는 코어 근육인 '뭇갈래근(다열근)'이라는 근육의 활성이 낮다는 연구 결과가 있습니다.***

안정성이 부족한 관절은 안 좋은 자극을 만듭니다. 자극이 쌓이면 통증이 생깁니다. 통증으로 인해 움직임이 위축되고 소극적인 움직임은 다시 우리 몸을 괴롭힙니다. 통증이 극심한 상황에서 주사 치료는 한 줄기 빛과 같습니다. 어제까지만 해도 극심한 통증에 잠을 못 이루다가 주사 한 방이면 말끔하게 통증이 줄어드니까요. 주사 치료는 중요합니다. 하지만 주사 치료에만 의존할 수는 없습니다. 통증이 발생한 후 병원에 가는 것은 당연합니다. 그러나 통증이 발생하지 않도록 예방하는 것도 병원에 가는 것만큼 중요합니다.

그렇다면 통증 예방을 위해 어떻게 해야 할까요? 정답은 운동입니다. 유산소 운동, 근력 운동, 근지구력 운동 등 근육을 사용하는 모든 활동은 건강한 삶을 살아가는 데 도움을 줍니다. 근력을 키우고 근육량을 늘리는 운동을 해야 합니다. 그 전에 통증이 있다면, 통증이 생길까 걱정된다면, 통증의 원인을 찾아 해결한 후 운동을 시작해야 합니다.

이 책에서는 움직이는 데 필요한 근육들을 사용하도록 방법을 안내하고 있습니다. 인간이 살아가는 데 필요한 호흡부터 코어 근육까지 빠짐없이 발달시키고 사용할 것입니다. 허리 통증, 무릎 통증, 발목 통증 등 여러 부위에서 발생하는 통증의 원인이 무엇인지 밝히고 그 원인을 해결하기 위한 전략을 알려드릴 것입니다.

*** Jo Armour Smith, Kornelia Kulig, <Altered Multifidus Recruitment During Walking in Young Asymptomatic Individuals With a History of Low Back Pain>, Journal of Orthopaedic & Sports Physical Therapy, 2016

여러분은 물 흐르듯이 진행되는 단계를 순서대로 따라 하시면 됩니다. 이 책은 여러분을 코어 근육을 잘 사용하지 못하는 초보자에서 자신의 몸을 다루는 데 익숙한 중급자로 만들어 드릴 것입니다. 자신의 몸을 바르게 사용할 수 있다면 통증 또한 사라질 것입니다.

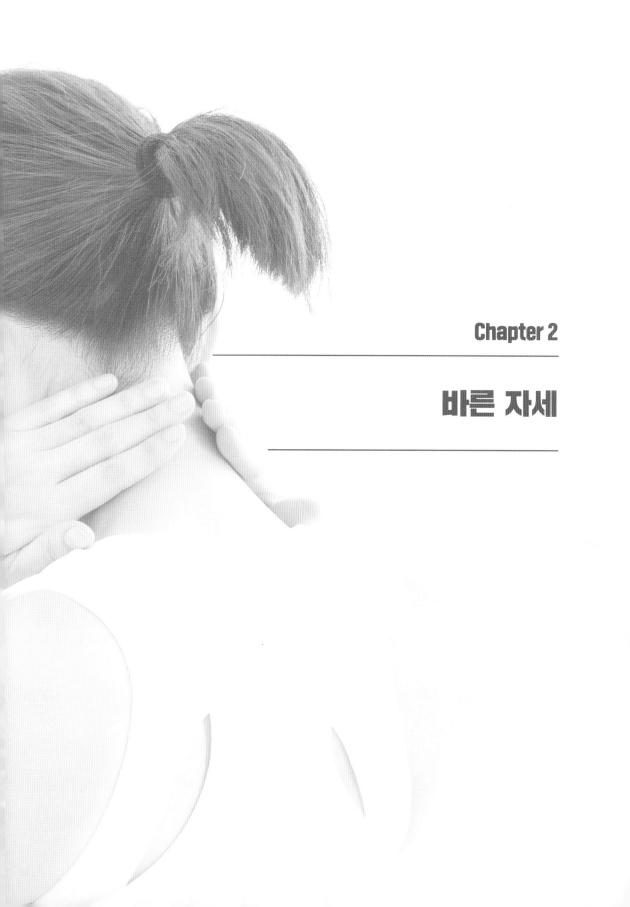

Chapter 2

바른 자세

1. 나는 자세 불균형일까?

자세 불균형의 기전과 우리 몸에 끼치는 영향

자세 불균형은 다양한 원인으로 발생하며, 이는 우리 몸에 여러 영향을 미칩니다. 사실 자세 교정 운동을 통해 100% 대칭을 만드는 것은 불가능합니다. 개인의 생활 습관과 업무 환경에 변화를 주어도 인간의 신체는 완벽한 대칭이 될 수 없습니다. 대표적인 이유 중 하나가 호흡입니다.

사람은 호흡하지 않으면 살 수 없습니다. 숨을 들이마실 때 우리는 횡격막이라는 근육을 사용합니다. 횡격막은 갈비뼈, 등뼈, 복장뼈가 이루는 가슴우리(흉곽)라는 공간 안에 위치하고 있습니다. 횡격막이 수축하면 갈비뼈는 앞, 뒤, 좌, 우 사방으로 벌어지며 대기의 공기를 들이마십니다.

이때 갈비뼈의 확장 정도는 일정하지 않습니다. 횡격막은 왼쪽에 비해 오른쪽이 상대적으로 더 큽니다. 그렇기에 좌우의 움직임이 다릅니다. 횡격막 바로 밑 좌측에는 소화를 도와주는 위가 있고, 우측에는 해독을 도와주는 간이 있습니다. 위와 간은 장기라는 공통점이 있지만 생김새와 질량은 다릅니다. 위에 비해 간이 조금 더 무겁고 단단합니다. 그렇기에 숨을 들이마시고 내쉬는 과정에서 흉곽 안의 압력 차가 발생하는데, 상대적으로 단단하고 무거운 간이 있는 우측이 좌측에 비해 압력이 높을 수밖에 없습니다.

인간은 항상 효율적인 방법을 찾아 일을 수행합니다. 이는 에너지를 낭비하지 않고 생존하기 위한 본능입니다. 압력이 높은 우측의 갈비뼈를 확장시키는 것보다는 에너지 소비가 적은 좌측의 갈비뼈 확장을 통해 더 많은 호흡을 하게 됩니다. 예외는 있지만, 대부분 우리의 몸은 왼쪽보다 오른쪽으로 더 많이 기울어져 있습니다. 지금 바로 옆 사람 어깨의 높이를 확인해 보세요. 대부분 오른쪽 어깨가 낮을 것입니다. 인간은 호흡을 해야 살 수 있습니다. 호흡 근육은 좌우 모양과 장기 위치가 다르기 때문에 결국 인간은 대칭일 수 없습니다.

자세 불균형과 교정 운동의 필요성

인간은 원래 비대칭이기 때문에 교정 운동은 필수가 아닙니다. 모두에게 교정이 필요한 것은 아니지만, 이런 사람에게는 교정 운동이 필요합니다.

1. 극심한 통증을 겪는 사람: 자세 불균형이 심한 통증을 유발하는 경우.
2. 운동 수행 능력이 중요한 사람: 운동선수나 전문적으로 신체를 사용하는 직업을 가진 경우.
3. 기능적인 문제를 겪는 사람: 일상생활에서 자세 불균형으로 인해 기능적 어려움을 겪는 경우.

여러분이 다음 세 가지에 해당된다면 교정 운동이 필요합니다.

통증이 있다.
몸이 틀어진 느낌이 든다.
불균형이 있는 내 모습을 보기 힘들다.

제가 아는 지인 중에는 심각할 정도로 굽은 등과 거북목을 가진 분이 있습니다. 하지만 이분은 목과 어깨, 허리에 아무런 통증도 느끼지 않습니다. 나중에는 어떻게 될지 몰라도, 지금은 살아가는 데 전혀 불편함이 없습니다. 아무런 증상이 없고 스스로 불편함을 느끼지 못한다면 굳이 교정할 필요는 없습니다. 교정 운동은 필요한 분들에게만 도움이 될 수 있습니다. 자세 교정 운동은 완벽한 대칭을 만들기 위해서가 아니라, 통증을 줄이고 기능을 향상시키기 위해 필요합니다.

2. 통증은 왜 생기는 걸까?

통증의 종류와 근본적인 원인

우리가 흔히 경험하는 통증은 '체성 통증'입니다. 칼에 손을 베었을 때 날카로운 통증이 느껴지고, 베인 손을 소독할 때 타들어 가는 듯한 통증을 경험합니다. 이와 같은 일반적인 통증은 체성 통증에 속합니다. 이는 신체의 조직이 손상되었을 때 발생하는 급성 통증입니다.

그런데 마음을 다쳐도 우리 몸에 통증이 생길 수 있다는 것 알고 계신가요? 바로 '심리적 통증'입니다. 심리적으로 위축되는 상황, 가령 마음의 상처를 받거나 소외감을 느끼거나 슬픔에 빠졌을 때 발생하는 통증을 의미합니다. 심리적으로 통증을 유발하는 주요 원인은 바로 '스트레스'입니다. 현대인에게 큰 영향을 미치는 스트레스를 관리하지 못하면 정신적으로 피폐해지고, 이는 결국 통증을 유발할 수 있습니다. 반대로 통증이 오랜 시간 지속되어도 히스테리 증상이나 우울증과 같은 정신적 문제로 이어질 수도 있습니다. 스트레스가 통증을 유발할 수 있고 반대로 통증이 길어지면 스트레스가 생겨 감정에 영향을 미치게 됩니다.

스트레스 관리는 쉬운 일이 아닙니다. 해결하기 힘든 돈 문제, 직장에서의 문제 등 다양한 요인들이 스트레스를 유발합니다. 그래서 스트레스의 원인을 파악해 해결하기보다는 건강하게 대처하는 방법을 배워야 합니다. 하버드 의과대학의 허버트 벤슨 박사는 심리를 다스리기 위해 호흡에 집중하라고 이야기합니다. 적절한 호흡은 스트레스를 관리하며 우리 몸을 건강하게 만들어 줄 수 있습니다.

통증을 처리하는 뇌 영역은 정서적, 동기부여, 감정적 사건 처리와 관련이 있습니다. 즉 통증과 감정은 떼려야 뗄 수 없는 사이입니다. 스트레스를 받으면 아무것도 하기 싫어지지 않나요? 여기엔 비밀이 숨겨져 있습니다. 바로 스트레스가 통증을 악화시킨다는 것입니다. 스트레스는 통증을 악화시키고 통증은 또 다시 스트레스를 유발하는 악순환의 고리를 만들어 버립니다. 예를 들어, 허리 통증이 있는데 옆에서 누가 짜증 나게 한다면 실제로 허리가 더 아파진다는 것입니다. 이렇게 통증을 악화시키는 요인은 너무나도 많습니다.

그중 하나를 더 살펴보자면 신경전달물질로 인한 통증 조절입니다. 세로토닌이라는 신경전달물질은 중추신경계에서 통증을 억제하는 데 중요한 역할을 합니다. 만약 세로토닌이 적게 분비되면 중추신경계가 통증 신호를 효과적으로 조절하지 못하게 됩니다. 이로 인해 통증을 더 강하게 느끼거나, 더 오래 지속되거나, 더 광범위하게 느낄 수 있습니다.

일부 연구에서는 도파민의 과다 분비가 통증을 과민하게 느끼는 것과 관련이 있다고 말합니다. 도파민을 받아들이는 도파민 수용체가 과도하게 활성되어서 중추신경계의 통증 신호를 증폭시키고 통증을 더 크게 느낄 수 있다는 것입니다. 다시 한번 강조하자면, 통증을 증가시키는 요인은 너무나도 많습니다. 그렇기 때문에 만성 통증의 접근은 매우 까다롭습니다.

통증은 뇌로 느낍니다. 쉽게 이해할 수 있도록 아파트 꼭대기 층에 배달을 가는 배달부를 예로 들어보겠습니다. 배달부가 피자를 가지고 엘리베이터를 탄 후 꼭대기 층에 피자를 배달하면 최종적으로 피자를 받은 사람은 아파트 꼭대기 층 주인일 것입니다. 여기서 피자는 통증, 꼭대기 층은 뇌를 의미합니다. 결국 피자라는 통증을 받아들이는 것은 꼭대기 층 주인인 뇌가 되는 것입니다. 통증은 뇌로 가기 위해 '척수시상로'를 이용합니다. 척수시상로는 이름 그대로 척수에서부터 시상까지 가는 신경 경로입니다. 허리 근육 부위에 염증 반응이나 압박, 손상이 생기면 통증을 받아들이는 수용기가 활성화됩니다. 통증 수용기에서 받아들인 통증 신호는 척수의 뒤 뿌리로 전달됩니다. 이 전달 과정은 여러 신경전달물질에 의해 조절됩니다. 척수에서 받아들인 통증 신호는 계속해서 위로 올라갑니다. 이제부터 척수시상로가 시작되는 것입니다. 통증 신호는 척수에서부터 시상까지 전달됩니다. 시상은 뇌의 버스터미널로, 전기 신호들의 안내자 역할을 합니다. 시상은 통증 신호를 대뇌의 감각겉질로 안내합니다. 이 단계에 이르러서야 우리는 비로소 통증을 느끼게 됩니다.

외부 자극에 의한 통증을 유발성 통증(Provoked Pain)이라고 말합니다. 뇌가 통증을 알아차리는 것은 지각(Perception)이라고 말합니다. 통증은 기억됩니다. 우리가 슬펐던 일을 기억하고, 차가운 감각을 기억하듯이 지속적인 통증 자극은 여러 '인지(Cognition)'적 작용을 거쳐 기억됩니다. 이는 영어를 배우기 위해 반복 숙달을 하는 것과 같습니다. 통증이 뇌의 구성을 바꾸는 것입니다. 이것이 바로 '뇌신경 가소성'이자 만성 통증이 만들어지는 과정입니다. 뇌가 통증을 기억했기 때문에 외부의 자극이 없어도 통증이라고 느낄 수 있습니다. 이를 자발성 통증(Spontaneous Pain)이라고 합니다.

급성 통증과 만성 통증

보통 통증의 지속 기간을 기준으로 3개월 이내면 급성 통증, 그 이상 지속되면 만성 통증으로 구분합니다. 그러나 상황에 따라 장기적인 급성기 통증으로 분류할 수도 있습니다.

통증이 발생했을 때 명확한 원인이 보인다면, 이는 급성 통증이라고 할 수 있습니다. 예를 들어, 머리를 감다가 갑자기 허리를 삐끗했다고 가정해봅시다. 병원에 가서 MRI를 촬영했더니 디스크가 터졌다는 진단을 받았습니다. 휴식을 취하면서 디스크가 회복되기를 기다립니다. 디스크가 회복되어 통증이 사라진다면, 이는 급성기 통증에 해당합니다.

급성 통증은 명확한 원인과 함께 발생하고, 그 원인이 제거되면 통증도 사라집니다. 하지만 통증이 다시 재발하면 어떻게 될까요? 원인이 명확하더라도 같은 문제가 반복적으로 발생하는 경우, 이는 만성 통증으로 분류할 수 있습니다.

만성 통증은 급성 통증을 제대로 관리하지 못했을 때 생길 수 있습니다. 디스크가 회복되었는데도 통증이 지속된다면, 이는 만성 통증입니다. 이때는 통증의 원인을 정확하게 규명하기 어렵습니다. 따라서 다양한 접근법을 이용해 치료해야 합니다. 운동도 이러한 접근법 중 하나일 뿐, 만성 통증의 근본적인 원인을 해결하는 것은 아닙니다.

만성 통증을 관리하기 위해서는 단순히 문제를 해결하는 것이 아닌, 현재 나에게 발생하는 증상을 완화시켜야 합니다. 자신에게 발생하는 통증의 원인이 비뚤어진 어깨, 거북목 때문일 수도 있지만 아닐 수도 있습니다. 보통 특정 근육을 많이 사용할 경우 통증이 생긴다고 이야기하지만 움직이지 않는 것도 문제를 일으킵니다. 그러므로 통증의 원인을 파악하기보다는 그 증상을 완화하기 위한 노력이 필요합니다.

3. 바른 자세를 찾아볼까?

중립 자세를 만들어야 합니다

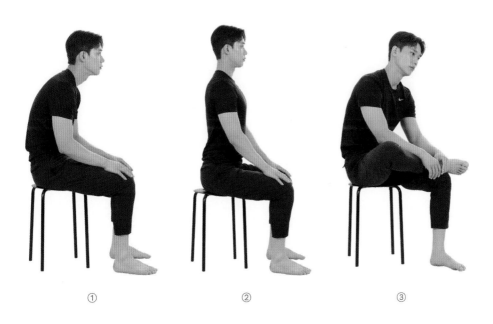

①   ②   ③

여러분이 봤을 때 바르게 앉은 자세는 몇 번인가요? 아마 2번을 고르셨을 겁니다. 일반적으로 '정상적인 자세'라는 것은 척추가 바르게 펴져 있고, 관절에 가해지는 부하를 적절히 분산시킬 수 있는 상태입니다. 목이 앞으로 튀어나오고 등이 활처럼 굽고 골반이 뒤로 말려 있는 자세인 거북목, 굽은 등을 보고 바른 자세라고 말하지는 않을 겁니다. 그 자세가 부정적인 영향을 끼치지 않아도 말이죠.

정상적인 자세는 눈으로 봤을 때 척추가 곧게 펴진 상태, 척추가 받는 부하가 적은 상태, 관절의 안정성이 유지되는 상태, 더 깊게 들어가서는 관절 주위 인대와 같은 결합 조직과 근육들이 신경의 제어를 적절히 받아 활성화된 상태라고 말할 수 있습니다.

척추에서 '중립'이란 목 앞굽음, 등 뒤굽음, 허리 앞굽음을 유지할 수 있는 상태를 말합니다. 척추의 자연스러운 만곡은 몸통 앞과 뒤, 옆에 있는 근육들을 적절히 사용할 수 있습니다. 관절을 싸고 있는 근육은 수축하면서 관절이 흔들리지 않도록 단단하게 잡아주어 안정성을 높이고 부하를 분산시키는 역할을 합니다.

날개뼈 중립

날개뼈의 중립은 10~20도의 위쪽 돌림, 척추로부터 2~3인치 벌어짐, 날개뼈 가장 아랫부분(아래각)이 등뼈의 7번과 평행한 상태입니다. 만약 중립 자세에서 벗어난다면 다른 근육들이 대신 움직이고 그로 인해 목과 어깨에 통증이 생길 수 있습니다.

어부바를 하고 있는 어머니를 상상해 보세요. 상대적으로 등을 편 상태에서 한 어부바는 밑으로 떨어지는 아이를 더 강하게 잡아야 하기 때문에 팔과 어깨에 더 큰 부하를 주게 됩니다.

골반 중립

골반의 중립 자세는 0도에서 최대 20도까지 앞으로 기울어진 자세입니다. 골반이 앞과 뒤로 과한 경사가 생기면 허리에 부하를 줄 수 있습니다. 척추와 날개뼈, 골반은 몸의 중심부입니다. 자세를 단단하게 잡아주는 정적인 근육들이 붙어 있습니다. 정적인 근육들은 팔다리를 잘 움직일 수 있도록 코어 역할을 합니다.

바르게 선 자세

편안하게 섰을 때 고개는 한쪽으로 기울지 않고, 어깨의 높이는 균형을 이루며, 팔과 몸통 사이의 공간이 비슷하고, 골반이 한쪽으로 튀어나와 있지 않은 상태입니다.

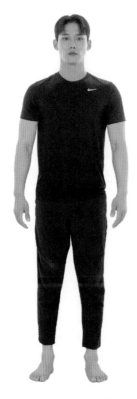

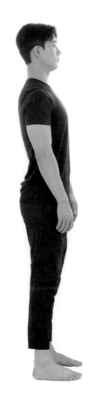

바르게 선 자세 '정면'　　　　　바르게 선 자세 '옆면'

턱과 목의 각도가 90도를 이루고, 귀는 어깨와 일직선이며 어깨는 몸통의 중앙에 위치한 자세입니다. 팔은 가볍게 앞으로 10~20도 나와 있으며, 허리 밑에 골반의 중심이 위치하고 있습니다. 이때 무릎은 과하게 펴지지 않은 상태여야 합니다.

> **잠깐!**
> 이런 자세를 '바른 자세'라고 할 수 있지만, 인간은 좌우가 완벽하게 대칭일 수 없습니다. 완전한 균형이 바른 자세라고 생각하지 말아야 합니다. 인간에게는 약간의 비대칭이 정상 자세입니다. 다만 직업적 특성, 습관 등 다양한 원인에 의해 좌우 차이가 많이 날 경우 문제가 생길 수 있습니다. 그렇다면 정상적인 비대칭은 어떻게 알 수 있을까요? 개인적인 생각으로는, 전문가가 아닌 사람의 눈에 틀어진 게 보이지 않는다면 비정상적인 자세라고 할 수 없습니다.

팔다리의 중립 자세는 어떤 자세일까요?

팔이 붙어 있는 어깨 관절과 다리가 붙어 있는 엉덩 관절은 척추와 골반에 영향을 받습니다. 척추와 골반이 중립이라면 팔과 다리도 중립에 가까운 상태가 되는 것이죠.

중립 자세만 유지할 수 있으면 하루 종일 앉아 있어도 허리 통증이 생기지 않을까요? 허리만 꼿꼿하게 세울 수 있다면 건강할 수 있을까요? 아닙니다. 인간의 관절은 움직여야 하기 때문에 분리되어 있습니다. 활동을 하면 관절에 기계적인 스트레스가 생깁니다. 이런 부하를 줄이고 관절을 보호하기 위해 관절 주머니, 연골과 같은 충격 완화 장치들이 존재합니다. 이 장치들은 연골, 인대와 같은 결합 조직으로 혈관 분포가 없습니다. 그래서 영양분 공급을 혈관으로 받는 것이 아닌, 압박 이완을 통해 보충합니다.

스포이드를 생각해 보세요. 꾹 누른 상태에서 손을 떼면 액체가 딸려옵니다. 연골도 압박 후 이완이 되어야 영양분이 공급됩니다. 그렇다면 압박과 이완을 만들어 주는 방법은 뭐가 있을까요? 바로 '동작'입니다. 아무리 바른 자세라도 오랜 시간 유지하면 특정 부위에 스트레스를 줍니다.

공부를 하는 학생이 3시간 이상 허리를 바르게 펴고 있습니다. 과연 통증이 없을까요? 아무리 바른 자세라도 3시간 이상 유지한다면 통증이 생기기 마련입니다. 이때는 오히려 흔히 잘못된 자세라고 하는 움직임을 만들어야 합니다.

"그러면 바른 자세를 하란 말이야? 나쁜 자세를 하란 말이야?"

정답은 '둘 다' 해야 합니다. 좋은 자세와 좋지 않은 자세는 특정 체형을 지칭해서 말할 수 없습니다. 어떤 동작이건 근육을 사용하지 못하고 특정 부위에 기계적인 스트레스가 쌓이면 관절은 통증을 느낍니다. 결국 특정 자세를 했는데 통증이 있다면 나에게 좋은 자세라고 할 수는 없습니다. 그렇기 때문에 우리는 움직여야 합니다.

이상적인 앉은 자세

척추를 바로 세워 '중립'을 만들었습니다. 이 자세에서는 몸통의 앞과 뒤, 옆의 근육들이 적절히 사용되어 척추를 단단하게 만들어 무너지는 것을 막습니다.

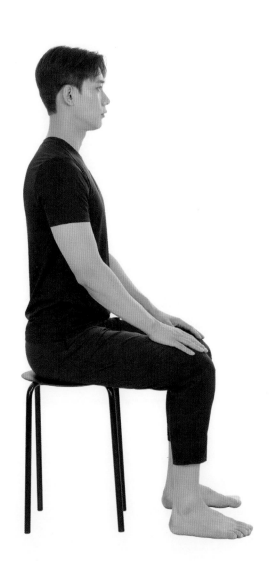

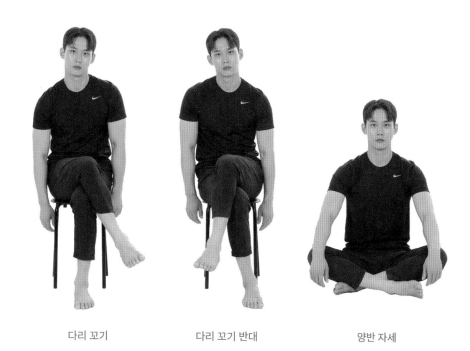

| 다리 꼬기 | 다리 꼬기 반대 | 양반 자세 |

다리를 한쪽으로 꼬고 앉은 자세는 엉덩 관절과 골반에 문제를 일으킵니다. 우선 골반의 아래쪽 안정성을 만드는 모음근의 근긴장도를 높입니다. 엉덩이 근육은 늘어나고 약해집니다. 여기서 끝나면 좋은데 인간의 몸은 항상 '보상'을 원합니다. 오른쪽 다리를 왼쪽으로 꼬면 오른쪽 골반이 위로 올라옵니다. 척추는 자연스럽게 골반이 올라온 쪽으로 기울어집니다. 기운 척추는 어깨를 밑으로 당기고 삐딱한 모습이 됩니다.

다리를 꼬지 않으면 한시도 가만히 있을 수 없는 분들이 있으신가요? 그렇다면 평소 자주 꼬는 다리를 기억해 반대로 꼬아 주세요. 근본적인 해결 방법은 아니지만 한쪽으로 계속 꼬는 것보다는 낫습니다.

의자에 앉든, 바닥에 앉든 다리는 편하게 두어 불편감이 없는 자세를 만들어야 합니다. 흔히 양반다리라고 하는 앉은 자세는 골반을 비트는 동작 중 하나입니다. 이때는 다리를 쫙 펴고 앉거나 벽에 등을 기대어 앉으면 척추와 고관절에 가해지는 부하를 줄일 수 있습니다.

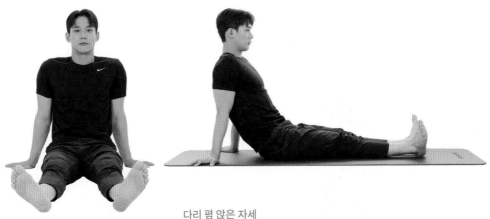

다리 펌 앉은 자세

양반 자세보다는 다리를 쭉 펴고 앉아 있는 게 골반과 하체 관절 건강에 도움이 됩니다. 어쩔 수 없이 양반 자세로 앉아야 한다면, 다리를 뻗어 앉은 자세를 중간중간 진행해 주세요.

4. 척추를 바로 세우기 위해서는?

근육을 사용해야 합니다

그걸 모르는 사람이 어디 있냐고요? 맞습니다. 하지만 타고나게 근육을 잘 쓰는 사람이 아니라면 어떤 근육을 써야 하는지 공부하지 않고서는 알 수 없습니다.

통증은 특정 근육을 반복해서 사용하게 합니다. 관절의 부하를 줄이는 방법은 중립을 만드는 자세고, 중립은 관절 주위 근육의 수축이 필요합니다. 하지만 특정 근육을 쓰지 못하면 관절에는 스트레스가 생깁니다.

관절과 가까이 붙어 있는 근육은 관절을 잡아주는 안정성 역할을 합니다. 또 관절과 멀어질수록 관절을 움직이는 가동성 역할을 합니다. 관절 가까이 붙어 있는 심부 근육과 멀리 있는 표층 근육이 함께 수축하면 관절은 부드럽게 움직일 수 있습니다.

근육 수축에는 순서가 있습니다. 표층의 큰 근육을 사용하기 전 속에 있는 심부 근육이 먼저 수축해야 합니다. 팔 근육을 만들고 싶어도 속에 있는 배가로근(복횡근)이라는 코어 근육이 항상 먼저 일을 합니다. 척추를 단단하게 잡아야 팔을 잘 움직일 수 있기 때문이죠.

만약 속에 있는 배가로근의 수축 시간이 지연되면 어떻게 될까요? 허리 통증이 생깁니다. 다행인 것은 의식적으로 코어 근육(배가로근)을 수축시켰을 때 허리 통증 완화 효과를 볼 수 있다고 합니다. 그렇기 때문에 우리는 건강한 몸을 위해 속에서부터 순서대로 발달해 나가야 합니다.

이렇게 걸으면 안 됩니다

인간은 걷기에 많은 에너지를 쓰고 싶어 하지 않습니다. 그래서 걸을 때 추진력을 얻는 초기를 제외하고는 큰 힘을 쓰지 않고 최대한 에너지를 아껴 걷습니다. 계속 달리는 차와 중간에 계속 멈췄다가 달렸다가를 반복하는 차의 연비를 비교해 보면 알 수 있습니다. 자주 브레이크를 밟는 차가 더 큰 연료를 사용한다는 것을 알 수 있죠.

하지만 요즘은 에너지를 안 써도 너무 안 쓰는 것 같습니다. 우리의 몸의 자세를 유지하는 근육들은 움직일 때 관절을 단단하게 잡아주는 역할을 합니다. 이 근육들마저도 사용을 하지 않으니 대부분 관절 안정성이 무너져 있을 수밖에 없습니다.

통증을 유발하는 걷기가 있습니다. 첫 번째는 무릎을 터덜터덜 걷는 경우입니다. 무릎을 펴는 과정에서 근육이 힘을 쓰지 않으면 인대와 같은 수동적인 조직들이 관절을 잡아야 합니다. 한두 번 충격을 주는 건 상관이 없지만, 계속해서 인대에 충격을 준다고 생각해 보세요. 쌓인 충격은 인대를 늘리고 관절의 유연성은 정상보다 더 크게 늘어나 스트레스를 견디지 못하고 통증이 생길 것입니다.

두 번째는 근육에 힘이 없어 골반이 밑으로 떨어지는 경우입니다. 걷는 동작에는 신체를 한 다리로 지지하는 구간이 있습니다. 이 범위에서는 소둔근, 중둔근이라는 근육이 골반의 수평을 편심성 수축을 통해 잡아줘야 하는데, 그러지 못하니 골반이 아래로 떨어집니다. 뒷모습을 본다면 힘 없이 걷는 것을 확인할 수 있죠. 걷기에서 하체는 이동의 역할, 상체는 탑승객으로 다양한 움직임을 수행할 수 있습니다. 걷는 것만 놓고 본다면 팔의 움직임은 걷기 속도에 큰 영향을 끼치지 않기 때문에, 상체가 무엇을 하든 하체의 움직임만으로 걷기를 잘할 수 있어야 합니다.

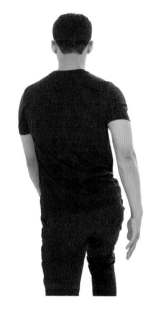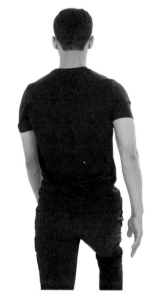

골반 떨어짐   골반 안 떨어짐

이렇게 올라가면 안 됩니다

앞선 내용과 같은 이유로 계단을 올라갈 때 우리는 골반을 들어 올리는 잘못된 자세를 만듭니다. 보통 허리 한쪽이 아프면 요방형근을 의심하는데, 아무리 풀어도 개선이 되지 않는 이유는 반대편에 있는 골반의 안정성을 만들어 주는 중둔근의 기능을 살리지 못했기 때문에 그럴 가능성이 높습니다. 실제로 골반의 수평을 만들어 주는 중둔근의 기능이 떨어지면 반대편에 있는 요방형근의 수축이 높아진다는 연구 결과가 있습니다.*

마사지와 스트레칭도 좋지만 꼭! 운동을 통해서 근육의 기능을 살려야 장기적인 개선이 가능합니다.

---

*   Jeong Seom-Gyeul, Cynn Heon-Seock, Lee Ji-Hyun, Choi Silah, Kim Daeun, <Effect of Modified Clamshell Exercise on Gluteus Medius, Quadratus Lumborum and Anterior Hip Flexor in Participants with Gluteus Medius Weakness>, 대한물리의학회지, 2019

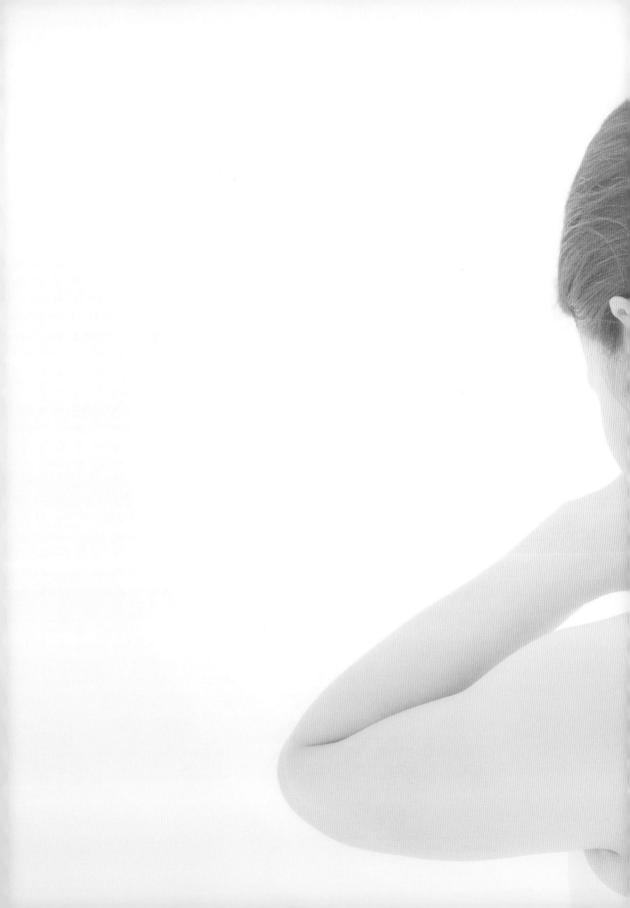

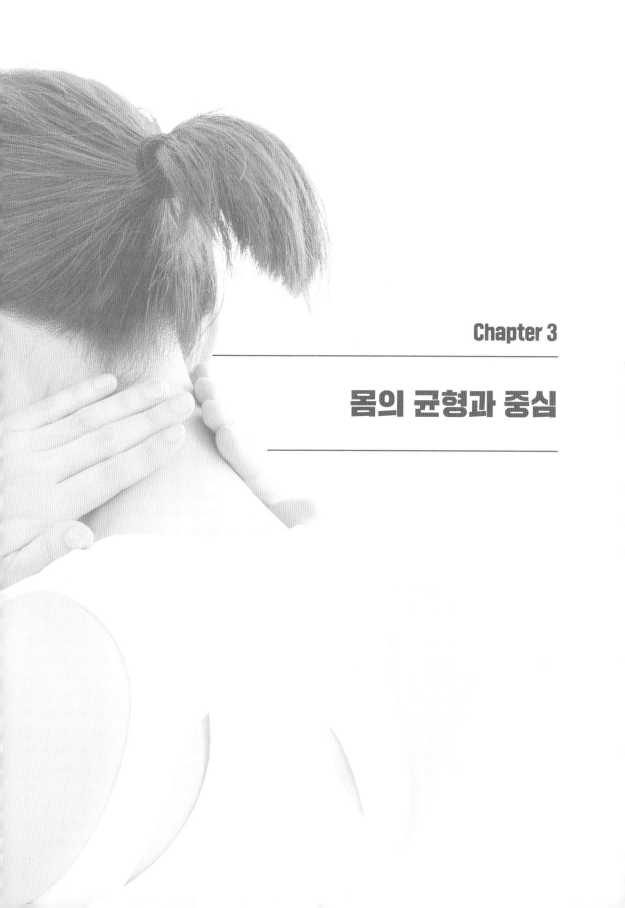

Chapter 3

몸의 균형과 중심

1. 호흡, 제대로 알고 활용하기

인간에게 중요한 장기 중 첫 번째는 뇌, 두 번째는 심장, 세 번째는 폐(허파)일 것입니다.

우리는 뇌를 보호하기 위해 딱딱한 두개골을 가지고 있습니다. 두개골은 견고하게 붙어 있어 뇌를 외부 충격으로부터 보호합니다. 심장과 폐는 갈비뼈, 등뼈, 복장뼈로 이루어진 가슴우리로 보호받고 있습니다. 이 뼈들은 갑옷처럼 심장과 폐를 감싸 보호합니다. 하지만 두개골과 가슴우리 사이에는 차이가 있습니다. 두개골은 뇌를 보호하기 위해 견고하게 붙어 있는 반면, 가슴우리는 공간이 송송 뚫려 있습니다.

왜 가슴우리는 두개골처럼 견고하게 붙어 있지 않을까요? 그 이유는 호흡 때문입니다. 갈비뼈는 하루에 약 20,000~23,000번 벌어지고 모입니다. 우리는 들숨과 날숨을 통해 공기를 들이마시고 뱉습니다. 숨을 들이마실 때 폐가 확장되는데, 만약 가슴우리가 두개골처럼 견고하게 붙어 있다면 어떻게 될까요? 숨을 제대로 쉬지 못할 것입니다.

이런 이유로 가슴우리는 공간이 있어야 하며, 이 공간 덕분에 우리는 자유롭게 숨을 쉴 수 있습니다. 호흡으로 생명을 유지하기 위해 가슴우리는 유연한 구조를 가지고 있는 것입니다. 들숨을 할 때 가슴우리는 위로 20%, 좌우로 80% 비율로 벌어집니다. 들숨 시 호흡의 주동근인 횡격막, 외늑간근, 그리고 내늑간근의 연골 부분이 수축하여 가슴우리가 벌어집니다. 호흡을 보조하는 호흡근은 목빗근, 목갈비근, 소흉근 등이 도움을 줍니다.

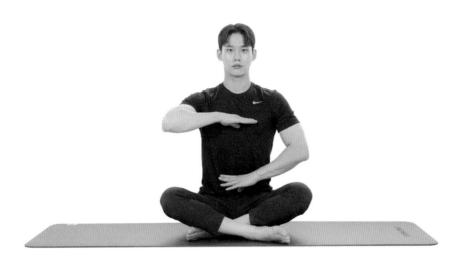

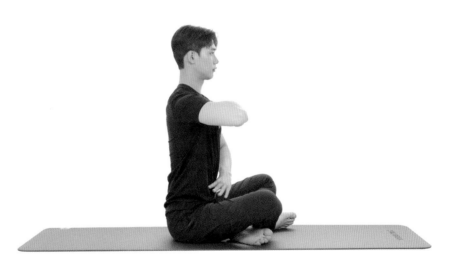

평소 호흡 자세와 비율

앉은 자세에서 호흡할 때, 가슴과 골반이 평행을 이루는 것이 이상적입니다. 이런 자세에서는 횡격막이 원활하게 수축하여 효율적인 호흡이 가능합니다.

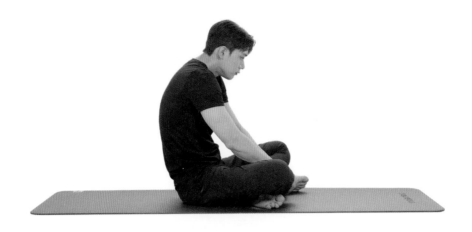

삐뚤어진 앉은 자세

삐뚤어진 앉은 자세는 호흡에 영향을 줄 수 있습니다. 사진에 보이는 것처럼 가슴 앞부분이 찌그러진 자세에서는 호흡을 위해 어깨와 등을 사용하게 됩니다. 가슴우리를 확장시키기 위해 어깨를 들썩이며 호흡하게 됩니다. 시간이 지나면 목과 어깨 주위 근육이 뭉치고 두통, 목, 어깨 통증을 유발할 수 있습니다.

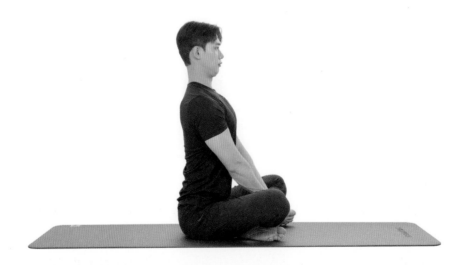

과도한 바른 자세

과하게 바른 자세도 문제를 일으킬 수 있습니다. 들숨을 주동하는 근육 중 하나인 횡격막은 갈비뼈 안에서 돔 형태로 약간 앞으로 기울어져 있습니다. 공기가 들어오면 횡격막이 밑으로 내려가 압력 차이를 만들어 원활한 호흡을 만들어 줍니다. 하지만 등을 과하게 펴면 횡격막의 위치가 위로 올라가 수축할 수 있는 정도가 줄어듭니다. 이는 호흡량을 줄이고, 답답함을 느끼게 하여 어깨를 들썩이며 한숨을 쉬게 만듭니다.

중립 자세와 호흡의 중요성

중립이란 가만히 있는 자세에서 나의 몸 근육들이 언제든지 늘어나고 짧아질 수 있는 최적의 자세를 의미합니다. 호흡을 하기 위해선 갈비뼈를 덮고 있는 근육들이 알맞게 수축하고 이완해야 합니다.

만약 바른 자세를 위해 척추를 바르게 만들면 어떻게 될까요? 등과 허리 근육이 뻣뻣해지면 갈비뼈가 제대로 움직이지 못합니다. 공기가 갈비뼈 안으로 들어와서 벌어져야 하는데, 등 근육이 너무 단단하면 갈비뼈가 잘 늘어나지 않습니다. 그러면 짧고 빠른 호흡을 자주 하게 되고, 목과 어깨 근육을 많이 쓰게 됩니다. 이런 습관은 결국 목과 어깨 근육에 무리를 줘서 통증을 일으킬 수 있습니다.

습관을 한순간에 바꾸기는 어렵습니다. 최소 60일 이상의 반복이 필요하죠. 의식적인 노력을 통해 움직임을 만들어야 합니다. 의식적인 노력이 무의식의 영역으로 넘어갈 때까지 반복해야 합니다.

자동차 운전을 처음 하는 분들은 모든 게 신경 쓰일 겁니다. 좌우 깜빡이를 켜는 것, 다른 차들이 끼어들 때를 대비해 신경을 곤두세우는 등 해야 할 것들이 많습니다. 그래서 운전을 처음 하신 분들은 30분만 운전을 해도 진이 다 빠집니다. 하지만 운전에 적응하면 주위 방해물은 신경 쓰이지 않습니다. 우리 몸의 본능이 알아서 작동하죠. 의식하지 않는 '자동화'가 된 겁니다. 우리는 이런 움직임을 자동화시켜야 합니다.

초기에는 의식적인 호흡 연습이 필요합니다. 기상 후, 업무 중, 취침 전으로 나누어 호흡을 연습해 보세요. 개운한 아침을 만들 수 있고 업무 중 통증을 관리할 수 있으며, 부교감 신경 자극으로 편안한 수면을 취할 수 있습니다.

호흡과 소화기의 관계

호흡을 제대로 하지 못하는 사람들 중에 위가 안 좋은 사람들이 많습니다. 쉽게 체하고 소화가 안 되는 느낌, 더부룩한 느낌을 받는 분들이 많죠. 이들의 체형을 확인해 보면 배가 튀어나오고 가슴이 들어간 '배불뚝이'나 배가 나오지 않더라도 골반이 앞으로 빠지고 등이 굽어 마치 외계인 같은 모습을 한 '스웨이백' 체형인 경우가 많습니다.

척추는 허리, 등, 목도 중요하지만 등과 연결되어 있는 갈비뼈의 움직임도 중요합니다. 갈비뼈에 금이 생기면 등의 움직임에 영향을 미칠 수 있습니다. 그렇기 때문에 척추를 부드럽게 만들기 위해서는 꼭 갈비뼈를 함께 움직일 수 있도록 해야 합니다. 갈비뼈를 움직이기 위해선 호흡을 해야 합니다.

등을 펼 때 갈비뼈는 벌어집니다. 반대로 등을 구부릴 때 갈비뼈는 아래로 모입니다. 만약 등을 펼 때 갈비뼈가 모이고, 등을 구부릴 때 벌어지면 어떤 일이 생길까요? 움직임이 부드럽지는 않을 것입니다. 모든 동작에서 갈비뼈는 부드럽게 움직일 수 있어야 합니다. 갈비뼈가 움직이지 않는 사람이 있다면 첫 번째로 호흡과 함께 움직임을 만들어 주는 것이 도움이 될 수 있습니다.

내부 장기는 다양한 연관통을 유발합니다. 심장이 안 좋으면 왼쪽 어깨가 아플 수 있고, 위가 안 좋아도 양쪽 어깨에 통증이 생길 수 있습니다. 우리 몸의 근육은 의식적으로 수축할 수 있지만 내부 장기는 그렇지 않습니다. 스스로 수축하거나 움직일 수 없으며, 외부의 힘이 필요합니다. 장기가 스트레칭을 하기 위해선 우리가 움직여야 한다는 소리입니다.

우리 몸의 신경과 혈관은 내부 장기와 연결되어 있고, 장기를 지나갑니다. 장기들이 딱딱하게 굳어 있다면 어떻게 될까요? 주위를 지나가는 혈관과 신경을 압박하여 순환에 문제가 생기고, 다양한 근골격계 문제를 일으킬수 있습니다. 근육을 수축시키고 관절을 움직여야 장기들도 움직입니다. 숨을 들이마시면 공기가 장기를 압박하고 내쉬는 숨에 압박력이 풀립니다. 이것 또한 내부 장기를 움직이는 동작 중 하나입니다. 내부 장기는 움직임에 영향을 주고, 영향을 받기도 합니다.

장기와 호흡

위(장기)는 횡격막 위로는 흉곽, 아래로는 대장과 인대에 연결되어 있습니다. 흉곽 안의 음압과 복부 내의 양압이 발생하면, 이는 위를 잡아당겨 탈장이나 궤양 같은 문제를 일으킬 수 있습니다. 호흡은 흉곽과 복부의 압력을 조절하여 내부 장기의 움직임에 영향을 주고, 이로 인해 부정적인 영향을 완화할 수 있습니다.

숨을 들이마시면 내장기관은 아래로 내려갑니다. 이때 골반은 자연스러운 후방경사를 만듭니다. 만약 이 과정에서 허리에 통증이 있다면, 척추를 지지하는 근육을 강화해야 합니다. 반대로 숨을 내쉬면 내장기관이 원래 위치로 올라가면서 골반은 자연스러운 전방경사를 만듭니다. 숨을 내쉴 때 허리에 통증이 있다면 복부 근육을 강화할 필요가 있습니다.

숨을 들이마시고 내쉴 때 장기는 움직입니다. 장기 움직임에 의해서도 골반은 흔들릴 수 있습니다. 이때 골반 주위에 있는 근육들이 지지하지 못하면 어떻게 될까요? 골반이 흔들립니다. 흔들리는 골반을 잡기 위해 근육이 두세 배 더 많은 일을 해야 합니다. 근육의 긴장도가 증가하면 관절은 더 불안정해집니다. 결국 불안정이 불안정을 만들고 통증을 만듭니다. 올바른 호흡은 내부 장기의 자연스러운 움직임을 돕고, 체형 교정 및 통증 완화에 중요한 역할을 합니다. 호흡을 통해 장기와 근육의 균형을 맞추는 것은 건강 유지와 통증 관리에 필수입니다.

2. 호흡에 적응하기

호흡의 기본

여러분은 치약을 짤 때 어떻게 짜시나요? 치약을 끝에서부터 끌어 올려서 짜시나요? 아니면 그냥 중간을 눌러서 짜시나요? 저는 끝에서부터 짜는 것을 선호합니다. 그렇게 해야 찝찝하거나 불편한 느낌이 없거든요.

호흡도 이와 비슷합니다. 공기가 몸속에 들어왔다가 나가는 것이 바로 호흡인데, 공기가 몸 전체를 골고루 돌고 나가는 것이 좋겠죠? 공기가 입을 통해 들어와 몸속을 다 채우고 나가려면, 복부까지 공기가 도달해야 합니다. 그러기 위해 숨을 들이쉴 때 가장 먼저 해야 할 일은 복부까지 공기가 올 수 있도록 공간을 만들어 주는 것입니다. 이 공간을 만드는 것이 바로 '복식 호흡'입니다. 복식 호흡은 배를 빵빵하게 만드는 호흡 방법입니다. 호흡을 위에서부터 채울 경우, 우리는 갈비뼈 윗부분 20%의 공간에 공기를 채울 수 있습니다. 다만 이 범위가 작아 자칫 잘못하면 어깨를 들썩이며 호흡을 할 수 있습니다. 그러니 목과 어깨에 통증이 있는 분들이라면 갈비뼈 상부의 호흡보다는 갈비뼈 아랫부분의 벌어짐에 먼저 집중해야 합니다.

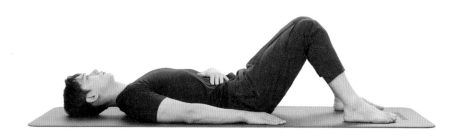

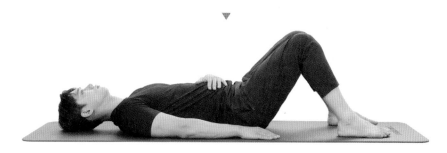

복식 호흡

1 한 손을 배꼽에 올립니다.

2 올린 손으로 배를 아래로 누르는 힘을 줍니다.

3 숨을 들이마시면서 누르는 손을 복부 힘으로 밀어냅니다.

4 10회 반복합니다.

갈비뼈 호흡

복식 호흡을 통해 복부에 공기를 가득 채웠다면 이제 가슴에도 공기를 채워야 합니다. 가슴에 공기를 채우려면 갈비뼈를 벌려서 공간을 만들어야 합니다. 만약 갈비뼈가 벌어지지 않고 어깨만 올라간다면, 이는 어깨를 이용한 호흡이 되어 버립니다. 어깨로 호흡을 하면 목과 등 근육이 긴장하게 되어 다양한 통증을 유발할 수 있습니다.

#1 갈비뼈를 벌리는 연습

손으로 갈비뼈를 잡고, 숨을 들이마시면서 갈비뼈를 벌려 손을 밀어냅니다. 이때 호흡보다는 갈비뼈를 벌리는 것에 집중하세요.

#2 복식 호흡과 연결하기

먼저 복부를 팽창시키며 숨을 들이마십니다. 공기가 복부에 모두 들어갔다면, 갈비뼈를 바깥으로 벌리며 숨을 더 들이마십니다. 처음 연습했던 것보다는 갈비뼈의 움직임이 작을 수 있으나 걱정하지 마세요. 가슴과 등이 팽팽해지고 늘어나는 느낌이 든다면 잘하고 있는 것입니다.

　이렇게 호흡을 10회 반복합니다.

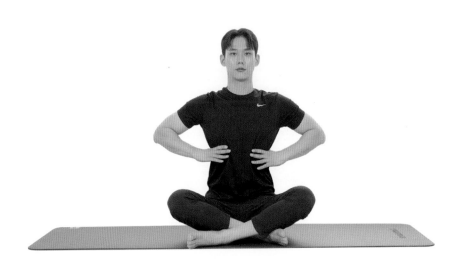

▼

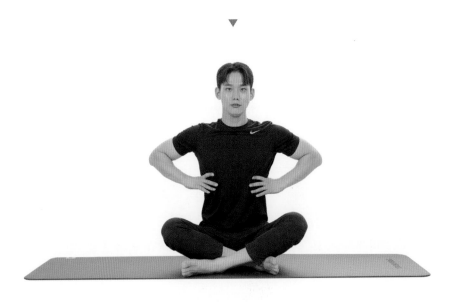

가슴 안의 공간 활용하기

흉곽 안에는 세 개의 공간이 있습니다. 앞, 뒤 그리고 위. 이 세 부위 중 가장 많은 공기를 채울 수 있는 공간은 '뒤'입니다. 그다음 앞, 그다음 위입니다. 뒤에 공간에 공기를 가장 많이 채울 수 있는 이유는 간단합니다. 우리의 척추는 등이 굽어 있기 때문입니다.

척추를 옆에서 봤을 때 허리는 앞으로, 등은 뒤로, 목은 앞으로 곡선을 만들고 있습니다. 당연히 목과 허리에 비해 등이 뒤쪽으로 튀어나오는 모양이 형성됩니다. 그 안에 폐가 있습니다. 뒤의 공간이 가장 많이 확보되어 있기 때문에 뒷부분으로 가장 큰 호흡을 만들어야 합니다. 그 이후에 앞부분과 윗부분 순서대로 만들어야 합니다.

등의 위치가 호흡에 미치는 영향

현대인들이 바른 자세를 위해 가장 많이 하는 것은 턱을 당기고 등을 펴고 허리를 꼿꼿이 세우는 것입니다. 이 자세가 무조건 나쁘다고 할 수는 없지만, 우리의 주요 호흡 근육인 횡격막을 기준으로 생각해 봐야 합니다.

횡격막은 갈비뼈 안에 위치해 있습니다. 수축하면 아래로 내려가면서 우산처럼 둥근 형태가 편평해집니다. 이 과정에서 갈비뼈 아랫부분이 벌어지게 됩니다. 그런데 등을 꼿꼿이 세우고 있으면 어떻게 될까요? 갈비뼈 앞부분이 들어 올려져서 이미 벌어진 상태가 됩니다. 그러면 횡격막이 더 움직일 수 있을까요? 움직일 수는 있지만, 이미 수축된 위치에 있는 탓에 깊은 호흡을 할 수 없게 됩니다. 그래서 산소가 부족해져 호흡이 빨라집니다. 이때 우리는 보상 행동으로 어깨를 들어 올리게 됩니다. 어깨를 들썩이며 흉곽을 들어 올리면 부족한 산소를 채울 수 있습니다. 하지만 이 방법은 목과 어깨 근육에 무리를 주어 통증을 유발할 수 있습니다.

아무리 바른 자세를 해도 목과 어깨 통증이 사라지지 않는다면, 과한 바른 자세가 오히려 호흡 패턴을 망치고 불편감을 만들고 있을 수도 있습니다. 외관상 바른 자세가 아닌 척추가 건강한 중립 자세를 유지해야 합니다. 그래야 목과 어깨도 건강해질 수 있습니다.

악어 호흡

악어 호흡은 엎드린 상태에서 진행하는 호흡을 말합니다. 악어는 엎드려서 살아갑니다. 숨을 들이마시고 내쉴 때 배가 바닥에 붙어 있어 벌어지지 못하기 때문에 숨을 쉴 때 등이 움직입니다.

악어 호흡을 하면 자연스럽게 자유로운 등과 허리에서 더 큰 움직임이 생기게 됩니다.

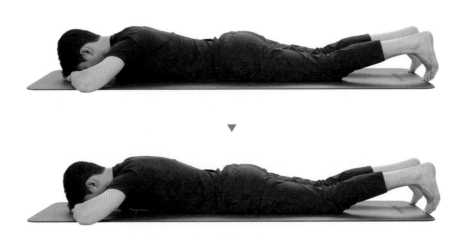

1 엎드린 상태에서 양손을 이마에 댑니다.
2 등을 둥글게 말면서 숨을 크게 들이마십니다.
3 등 뒤에서 늘어나는 느낌을 받습니다.
4 천천히 숨을 내쉬며 10회 반복합니다.

3. 몸의 균형과 중심 잡기

턱 당기기 말고 턱 당겨지기

거북목을 고치기 위해 턱을 당기라고 많이들 말합니다. 틀린 말은 아니지만, 턱을 억지로 당기는 대신 자연스럽게 당겨지도록 해야 합니다.

우리는 항상 중력의 영향을 받습니다. 중력에 맞서 약간의 힘을 쓰고 있는 상태가 편안한 상태입니다. 중력을 바꿀 수는 없지만, 자세는 바꿀 수 있습니다. 거북목 자세도 특정 자세에서 균형을 잡기 위한 보상 움직임일 수 있습니다. 그래서 턱을 억지로 당기는 대신, 자연스럽게 당겨지는 자세를 만들어야 합니다.

턱을 당기는 대신 등을 펴야 합니다. 등을 펴려면 허리가 펴져야 하고, 허리를 잘 펴기 위해서는 코어 근육이 필요합니다. 코어 근육은 배와 등을 둘러싼 근육들로, 우리 몸의 중심을 잡아 줍니다. 몸의 중심을 잡기 위해서는 몸속의 압력을 높여야 합니다. 몸속 압력을 높이는 방법은 호흡과 근육 수축입니다. 이 두 가지를 함께하면 우리의 몸은 더 안정적인 자세가 될 수 있습니다.

전신 호빌리티로 몸의 중립 만들기

호흡을 의식적으로 할 수 있다면, 움직임과 함께할 수 있어야 합니다. 스트레칭을 할 때 숨을 들이마시고 내쉬기를 반복하죠? 호흡은 자율신경계를 자극해 몸의 긴장도를 떨어뜨릴 수 있습니다. 부드러워진 관절은 잘 움직일 수 있고, 다양한 움직임을 경험한 우리의 몸은 부상이나 통증에서 벗어날 수 있습니다.

4. 유연성 기르기

몸통에 유연함을 더하자

굽힘 호빌리티

1   앉은 자세에서 손은 바닥에 둡니다.

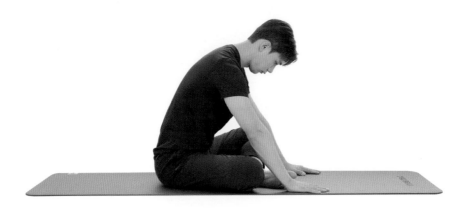

2   등을 둥글게 만들며 횡격막 호흡을 합니다.

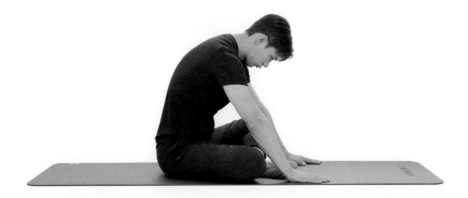

1   상체를 뒤로 젖힙니다.

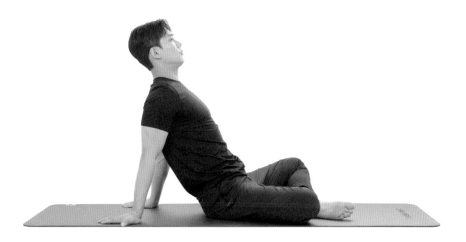

2   숨을 크게 들이마시며 횡격막 호흡을 합니다.

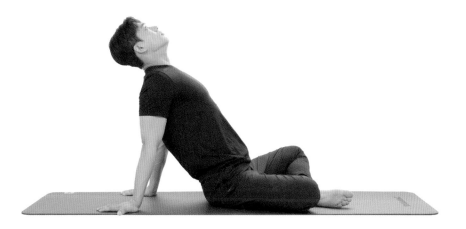

1 한쪽 팔은 옆을 짚고 반대쪽 팔은 뒤통수에 댑니다.

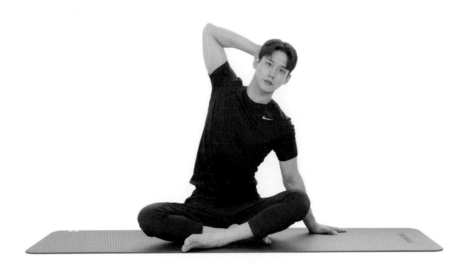

2 뒤통수에 댄 팔의 팔꿈치는 하늘을 향해 찌릅니다.

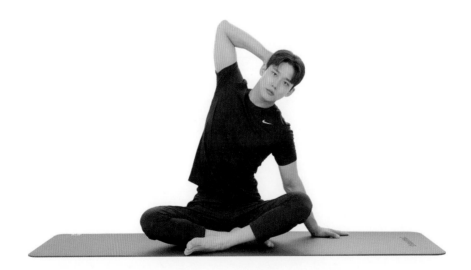

3 동시에 횡격막 호흡을 진행합니다.

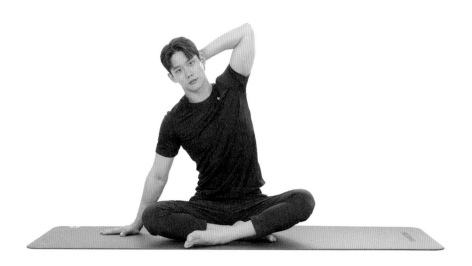

4 내쉬는 숨에도 팔꿈치는 하늘을 향해 찌르는 힘을 유지합니다.

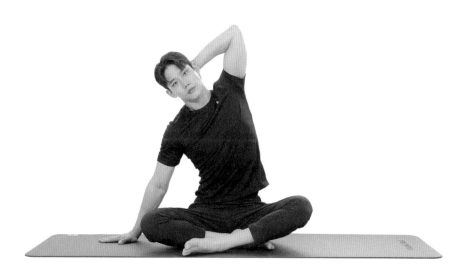

1   한쪽 팔은 갈비뼈를 잡고 반대쪽 손은 뒷짐을 집니다.

2   갈비뼈를 잡은 쪽으로 몸통과 고개를 돌린 후 숨을 크게 들이마십니다.

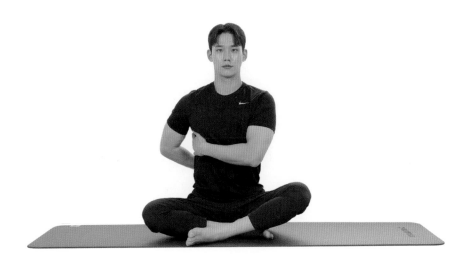

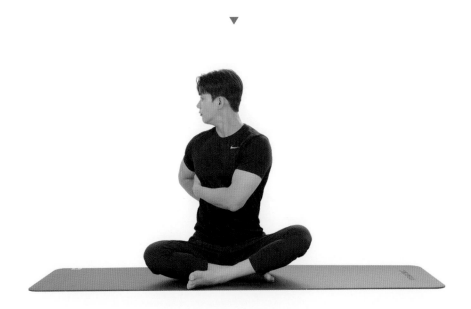

3   내쉬는 숨에 반대쪽 뒤를 봅니다. 이때 숨을 길게 내쉽니다.

4   반대쪽도 똑같이 호흡합니다.

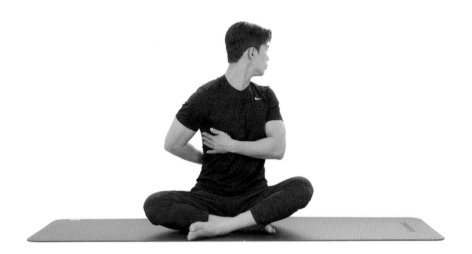

다리에 유연함을 더하자

다리 굽힘 호빌리티

1 한쪽 손은 가슴에, 한쪽 손은 배 위에 둡니다.
2 한쪽 다리를 든 상태에서 복부, 횡격막 호흡을 순서대로 진행합니다.

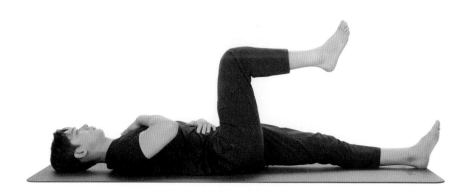

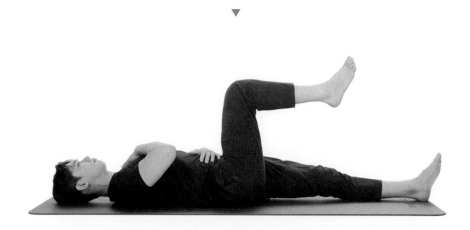

3 반대쪽도 동일하게 진행합니다.

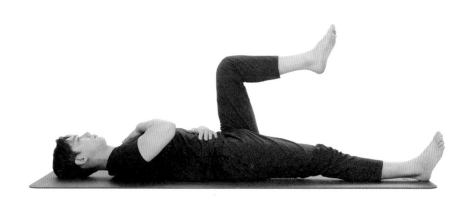

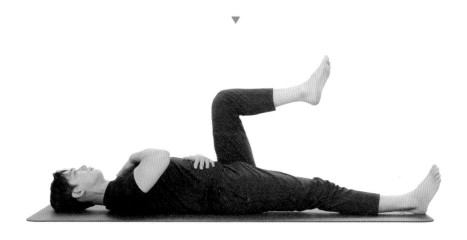

다리 가쪽 돌림 호빌리티

1 양쪽 무릎을 구부립니다.

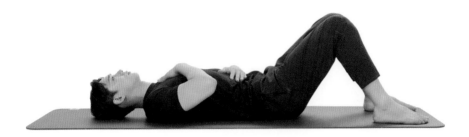

2 한쪽으로 양다리를 넘깁니다.

3 복식 호흡, 횡격막 호흡을 순서대로 진행합니다.

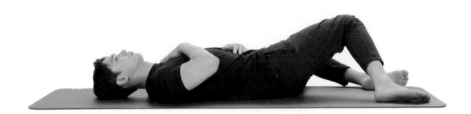

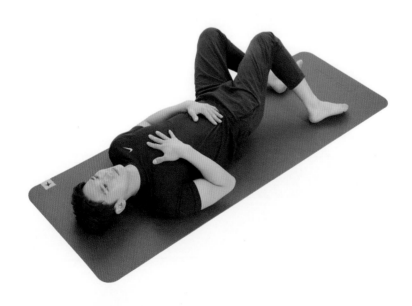

4 반대쪽도 동일하게 진행합니다.

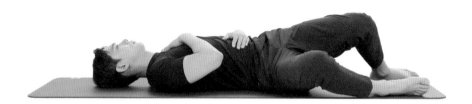

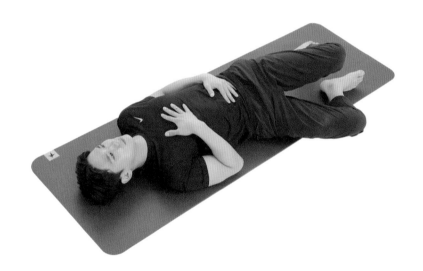

어깨에 유연함을 더하자

어깨 돌림 호빌리티

1 바로 누운 자세에서 양쪽 팔을 교차해서 꺾습니다.
2 복식, 횡격막 호흡을 순서대로 진행합니다.

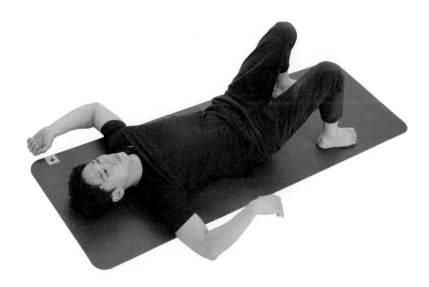

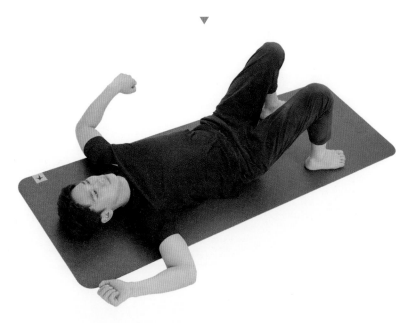

5. 코어 근육 깨우기

흔히 말하는 코어 근육은 복부 근육(배가로근, 배곧은근, 바깥빗근), 엉덩허리근, 뭇갈래근, 그리고 골반기저근을 포함합니다. 코어라는 단어는 속, 중심부, 핵심적인 의미를 가지고 있습니다. 이는 우리 몸의 중심부에 위치하고 안정성의 핵심 역할을 하는 근육이라는 뜻입니다.

근육은 속에서부터 층을 이루고 있습니다. 관절과 가까이 붙어 있는 심부 근육은 움직일 때 관절이 단단히 고정될 수 있도록 도와줍니다. 반면 관절과 멀리 떨어져 있는 표층 근육은 고정된 관절 안에서 움직임을 만들어주는 역할을 합니다.

우리의 관절은 구르고 미끄러지는 과정을 통해 움직임을 만듭니다. 이때 구르는 기능은 표층 근육이, 미끄러지는 기능은 심부 근육이 담당합니다. 예를 들어, 팔을 옆으로 들어 올릴 때 표층 근육은 위팔뼈(상완근)를 위로 잡아당깁니다. 이때 관절 속에 위치한 심부 근육이 팔이 빠지지 않도록 잡아주는 역할을 합니다. 이는 단순해 보이지만 굉장히 복잡한 기능입니다. 코어 근육은 우리의 몸을 안정시키고 올바른 움직임을 가능하게 합니다. 이러한 역할을 하는 코어 근육들을 깨우고 강화하는 것이 중요합니다.

관절을 단단하게 만들자

일반적으로 안정성이라 하면 고정되어 단단한 상태를 떠올리기 쉽습니다. 마치 관절을 잡아주는 보호대처럼 말입니다. 보호대를 착용하면 관절이 뻣뻣해지고, 그로 인해 안정성이 생기며 다칠 가능성이 줄어든다고 느낍니다. 하지만 인간의 관절은 이보다 더 복잡합니다. 관절의 안정성은 단순히 보호대를 착용한 상태와는 다릅니다.

관절의 안정성은 수동, 능동, 제어 이렇게 세 가지 시스템에 의해 만들어집니다. 수동 안정성 시스템은 인대와 연골 같은 조직들을 말합니다. 이는 능동적으로 수축할 수 없는 질긴 조직들입니다. 우리가 움직일 때 관절은 분리되는 힘이 생깁니다. 이러한 힘은 인대가 늘어나 팽팽해지면서 저항하게 됩니다. 즉 인대가 관절에 생기는 스트레스를 막아 안정성을 만듭니다.

능동 안정성 시스템은 근육입니다. 관절 주위에 붙어 있는 근육들이 상호작용하면서 관절에 전해지는 부하를 분산시켜 주는 역할을 합니다. 우리가 몸(자세)을 교정해야 하는 이유는 관절에 가해지는 기계적인 스트레스(응력, 인장력, 전단력)를 수동과 능동 안정성 시스템이 적절히 완화시키기 위함입니다.

그렇다면 제어는 무엇일까요? 근육은 신경의 명령을 받습니다. 우리의 뇌가 특정 근육을 수축시키라는 명령을 보내야 근육이 수축할 수 있습니다. 즉, 제어는 근육을 얼마나 잘 사용할 수 있는가를 의미합니다. 우리의 뇌는 근육을 직접 볼 수 없기 때문에 감각을 통해 현 상황을 판단합니다. 뇌는 컨트롤 타워와 같지만 밖을 볼 수 없는 벙커 같은 곳입니다. 근육, 관절, 내장기 등의 기관에서 전달하는 감각 신호를 통해 현 상황을 판단하고 명령을 내립니다. 따라서 중추신경의 활성을 일으키기 위해서는 감각을 느껴야 합니다. 헬스장에 가면 트레이너들이 회원님의 근육을 터치하며 자극을 만들어 냅니다. 이것 또한 터치하는 감각과 함께 근육을 인지하기 위한 작업입니다.

인간의 관절은 이 세 가지 시스템이 적절히 이루어졌을 때 안정성이 생깁니다. 이러한 안정성은 우리 몸을 유연하게 만듭니다. 여기서 말하는 유연함은 유연성이 아닌 '가동성'입니다. 가동성은 조절할 수 있는 움직임, 즉 내가 원하는 대로 움직일 수 있는 능력을 의미합니다. 스트레칭하는 상황에서 팔을 90도밖에 들지 못하는 것은 나의 가동성이지만, 누군가가 도움을 주어서 내 팔을 들어줄 때 더 높이 들 수 있다면 유연성은 있다는 것을 의미합니다.

관절의 안정성을 제대로 이해하고 강화하는 것은 중요합니다. 관절의 안정성을 통해 우리는 보다 건강하고 자유로운 움직임을 가질 수 있습니다.

낮은 강도의 운동을 먼저 해야 하는 이유

관절 근처에 있는 근육을 심부 근육이라고 합니다. 이 근육들은 속에 깊이 붙어 있어서 심부 근육이라고 불립니다. 심부 근육은 관절을 단단하게 잡아 주는 역할을 합니다. 그래서 어떤 움직임을 하든지 가장 먼저 수축해야 합니다. 우리가 만세를 할 때 팔 근육들이 먼저 사용될 것 같지만, 사실은 몸속 깊은 곳의 근육이 가장 먼저 움직입니다. 모든 움직임에서 가장 먼저 움직여야 하는 근육은 바로 심부 근육입니다.

심부 근육은 크기가 작아서 작은 힘으로 움직여야 합니다. 만약 심부 근육을 사용하려고 큰 힘을 쓰면, 작은 심부 근육들이 제대로 작동하지 않습니다. 큰 힘을 감당하기 위해 억지로 수축하게 됩니다. 이 과정이 반복되어 심부 근육이 약해지면 관절이 불안정해지고 통증이 생길 수 있습니다. 심부 근육을 강화하려면 빠른 동작을 하는 것이 아니라 작은 힘으로 천천히 움직이는 것이 중요합니다. 빠른 동작은 심부 근육을 억지로 수축하도록 만들기 때문에, 일상에서 우리가 하는 느리고 자연스러운 움직임이 더 중요합니다.

운동을 오랫동안 하지 않으면 근육이 약해져 관절이 아플 수 있습니다. 하지만 짧은 운동을 하고 2주 내에 몸이 아프다면, 다시 한번 내 몸을 점검해 봐야 합니다. 심부 근육을 먼저 활성화시키는 낮은 강도의 운동을 꾸준히 하는 것이 중요합니다. 이렇게 하면 일반적인 상황에서 몸의 안정성이 높아딥니다. 이로 인해 관절에 가해지는 기계적인 스트레스가 줄어들어 통증이 완화될 수 있습니다.

복대를 둘러매자

코어 근육 활성화의 중요성

'코어 근육' 하면 떠오르는 근육은 아마도 복근일 것입니다. 보통 식스팩을 연상하기 쉽습니다. 복부는 총 네 가지 근육으로 이루어져 있습니다. 우리가 알고 있는 식스팩을 만드는 복직근, 그 옆으로 붙어 있는 몸통의 회전을 담당하는 외복사근과 내복사근, 그리고 가장 속 안에 위치한 복횡근. 이렇게 네 가지 근육을 복근이라고 말합니다.

우리가 가장 먼저 활성화할 근육은 복부 근육 중에서도 가장 안쪽에 있는 복횡근입니다. 이 근육의 별명은 '코르셋' 근육입니다. 중세시대에 여인들이 잘록한 허리를 위해 착용한 코르셋과 복횡근의 기능이 닮아 이런 별명이 붙었습니다.

복횡근을 잘 사용하면 어떤 이점이 있을까요? 첫째, 복압을 잘 만들 수 있습니다. 숨을 들이마시면 복부 안에 공기가 가득 차게 되는데, 이때 근육을 수축하면 압력이 높아집니다. 공기가 가득 찬 풍선을 꽉 쥔다고 생각해 보세요. 풍선이 빵빵해질 것입니다. 우리의 몸통도 똑같습니다. 공기가 가득한 상태에서 복부에 붙어 있는 복횡근을 수축하면 가득 찬 공기와 복횡근이 더 강한 압력을 만듭니다. 압력이 증가하면 안정성은 더 커지게 됩니다.

둘째, 허리 근육을 강화할 수 있습니다. 복횡근은 몸통 앞과 옆에 붙어 있습니다. 이 근육이 수축하면 허리를 뒤로 미는 힘을 만듭니다. 이 힘을 막기 위해 뒤에 붙어 있는 기립근들이 일을 하게 됩니다. 적은 힘을 발생시키다 보니, 기립근들 중에서 가장 속에 위치한 다열근의 활성을 이끌어낼 수 있습니다. 다열근은 요통을 완화하는 안정화 근육으로 유명합니다.

복횡근 수축의 기본 원칙은 '아랫배 당기기'입니다. 이 간단한 동작으로 복압을 높이고, 허리 근육을 강화하며, 몸의 안정성을 향상시킬 수 있습니다. 코어 근육을 활성화하여 더 건강하고 강한 몸을 만들어 보세요.

복횡근 활성화하기

1 선 자세에서 아랫배에 손을 올립니다.

2 맞지 않는 바지를 입을 때처럼 아랫배를 집어넣는 힘을 줍니다.

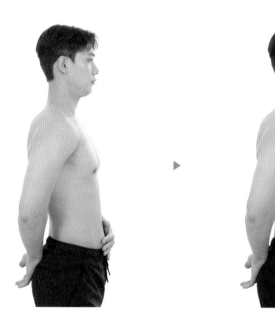

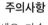

주의사항

1. 아랫배를 당길 때 어깨와 가슴이 올라가지 않도록 주의하세요. 가슴이 뜨는 것은 아랫배를 당기는 것이 아니라, 등을 펴서 아랫배가 당겨진 것처럼 보이게 하는 것입니다. 한 손을 가슴 위에 두고 꾹 누른 상태에서 아랫배만 살짝 당겨 보세요. 이때 숨을 들이마시고 내쉬는 것이 편해야 합니다.

2. 아랫배를 당겼는데 숨쉬기 힘들다면, 너무 강하게 당겼을 가능성이 있습니다. 복횡근은 갈비뼈 아래쪽에 붙어 있어서 호흡을 방해하지 않습니다. 만약 복횡근을 수축했는데도 숨쉬기 어렵다면, 다른 근육이 개입했을 가능성이 큽니다.

이 두 가지를 기억하면서 복횡근을 제대로 활성화해 보세요. 올바른 방법으로 운동하면 효과가 훨씬 좋아질 것입니다.

단단한 복부 갑옷 입기

복횡근을 수축하는 방법을 익혔다면, 이제 그 위에 있는 복사근과 복직근을 수축하는 방법을 배워야 합니다. 이 두 가지 근육을 자유자재로 사용할 수 있을 때 몸통의 안정성을 제대로 잡을 수 있습니다. 다음 운동의 순서를 반복하여 복사근과 복직근을 활성화하세요. 이렇게 하면 복부의 모든 근육을 활용하여 단단한 복부 갑옷을 입을 수 있습니다.

복사근과 복직근 활성화하기

1 갈비뼈를 바깥으로 밀어내면서 숨을 크게 들이마십니다.
2 숨을 완전히 내쉬면서 갈비뼈를 조여 줍니다.
3 이때 갈비뼈를 우산이라고 생각하고 우산을 접는다는 느낌으로
    갈비뼈를 최대한 모아 줍니다.
4 명치에 힘이 들어오면 그 힘을 잡아 놓습니다.

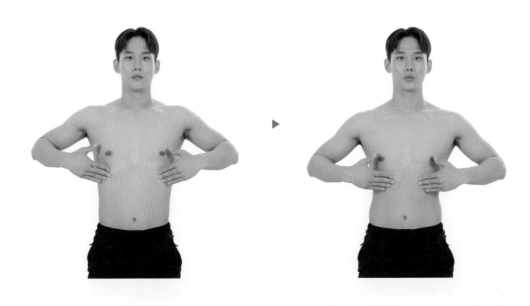

단단한 복강내압 만들기

복부 근육을 수축시켰다면, 이제는 복부 안의 압력을 최대로 만들 차례입니다. 일상생활에서는 강한 복강내압을 만들 필요는 없지만, 빠른 움직임이나 강도 높은 운동을 할 때는 단단한 복강내압이 척추를 보호하는 데 도움이 됩니다.

　복강내압을 완성하기 위해 필요한 마지막 퍼즐은 '공기'입니다. 숨을 크게 들이마셔서 복부 안에 공기를 가득 채운다고 생각해 보세요. 이는 공기를 담은 풍선을 손으로 꽉 누르는 것과 비슷한 원리입니다. 강한 압력이 생기면서 복부 안의 압력이 높아져 몸통을 단단하게 만들 수 있습니다. 다음 운동을 반복하여 복부 안의 압력을 높이고 몸통을 단단하게 만들어 보세요.

복부를 더 단단하게 만들자!

1　복부를 밀어내면서 숨을 크게 들이마십니다. (복식 호흡)

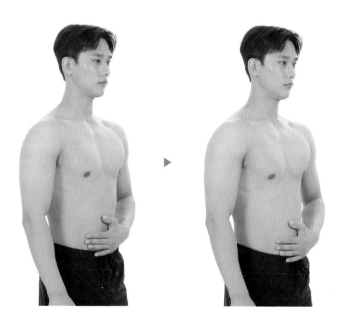

2 숨을 완전히 내쉬면서 갈비뼈를 쪼여 줍니다. (흉곽 호흡)

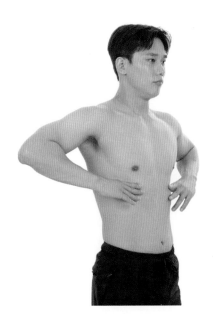

3 갈비뼈를 우산이라고 생각하고, 우산을 접는다는 느낌으로 갈비뼈를
최대한 모아 줍니다.

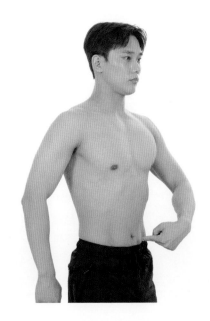

4 명치에 힘이 들어오면 그 힘을 유지합니다.

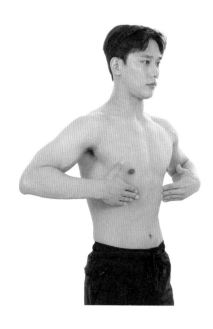

6. 우리 몸의 중심, 골반

골반은 엉치뼈, 꼬리뼈, 볼기뼈로 구성되어 있습니다. 골반 위로는 상체, 아래로는 하체와 연결되어 상·하지를 이어주는 구조물입니다.

'목 불균형의 원인은 골반이다' '어깨 불균형 원인은 골반이다'라는 말을 들어보셨나요? 골반은 상·하지를 연결하는 뼈이기 때문에 전신 통증, 불균형과 관련이 있습니다. 이처럼 골반은 우리 몸의 중심에서 중요한 역할을 하며, 골반의 균형은 전신의 건강과 직결됩니다.

골반의 역할

우리의 골반은 상체와 반대로 움직입니다. 걸을 때 왼쪽 다리와 왼쪽 팔이 동시에 앞으로 움직이는 걸음걸이를 해 보셨나요? 아마 중심을 잡기 힘들고, 어색한 느낌이 들 것입니다.

인간은 걷거나 뛸 때 팔과 다리를 반대로 움직입니다. 이와 동시에 골반과 몸통을 반대 방향으로 비틀어 회전을 만들어야 합니다. 왜 우리의 골반과 상체는 비틀어야 할까요? 한쪽 다리를 앞으로 뻗을 때, 우리의 골반은 뻗은 다리의 반대쪽으로 회전합니다. 이때 골반은 회전하는 방향으로 밀려납니다. 만약 상체가 비틀어지면서 밀리는 힘을 막아주지 않으면, 우리는 앞으로 직진하지 못하고 대각선으로 걷게 될 것입니다. 앞으로 걷기 위해 우리의 골반과 몸통은 서로 비틀어 중심을 잡아야 합니다.

이 복잡한 움직임이 자연스럽게 이루어져야 우리는 똑바로 걸을 수 있습니다. 골반과 상체의 협력 덕분에 효율적으로 걷고 뛸 수 있으며, 신체의 균형과 안정성이 유지됩니다.

걷기와 골반의 관계

걷기의 중요성과 관절 보호

인간이 가장 많이 하는 움직임은 '걷기'일 것입니다. 하루 종일 앉아서 생활하는 분들도 중간중간 일어나서 걷고, 출근이나 퇴근 시에도 걷습니다. 걷는 동안 발이 바닥에 닿을 때 충격이 관절에 전해지는데, 이를 기계적인 스트레스라고 합니다. 이 스트레스는 응력, 전단력, 인장력 등 관절에 가해지는 다양한 부하를 의미합니다.

걸을 때 관절에 가해지는 부하를 줄이기 위해서 관절을 단단히 잡는 것이 좋습니다. 앞서 말한 것처럼 우리 몸에서 관절을 보호하는 세 가지 시스템인 수동적인 조직, 능동적인 조직, 움직임의 조절이 제대로 작동할 때 우리의 관절은 충격을 덜 받습니다.

1. 수동적인 조직

수동적인 조직은 우리가 의식적으로 수축할 수 없는 구조물입니다. 인대, 뼈, 연골 등이 이에 해당합니다. 인대는 관절 주위에 붙어 있는 탄력성이 없는 구조물로, 단단하게 잡아주는 역할을 합니다. 인대는 한 번 늘어나면 회복이 어렵습니다. 캐러멜을 생각하면 쉽게 이해할 수 있습니다. 캐러멜이 한 번 늘어나면 다시 원래 상태로 돌아가지 않는 것처럼, 인대도 한 번 늘어나면 돌아오지 않기 때문에 보호가 필요합니다.

2. 능동적인 조직

능동적인 조직은 우리가 의식해서 수축할 수 있는 근육입니다. 근육은 길이가 짧아지거나 늘어날 수 있으며, 혈관 분포가 많아 회복이 가능합니다. 근육을 발달시키는 운동도 근육을 파괴하고 회복하는 과정을 반복하는 것입니다. 인대를 의식적으로 조절할 수 없기 때문에, 우리는 조절 가능한 근육을 강화해야 합니다. 관절이 스트레스를 받을 때 인대와 함께 관절을 잡아주는 것이 근육입니다. 근육이 수축하면 인대를 잡아당겨 관절을 더 강하게 잡아줄 수 있습니다.

3. 제어하는 조직

근육은 의식적으로 수축할 수 있습니다. 의식적인 수축은 대뇌의 명령을 받아 이루어집니다. 뇌는 감각을 통해 정보를 받고 명령을 내립니다. 감각 정보가 없으면 뇌는 명령을 내리기 어렵습니다. 그래서 잘 쓰는 근육은 계속 쓰이고, 약한 근육은 더 약해집니다. 관절을 잡아주는 힘의 불균형이 생기면서 기계적인 스트레스가 커지고, 이는 통증을 유발할 수 있습니다.

운동을 하는 것도 중요하지만, 관절 주위 근육을 잘 사용할 수 있도록 신경을 자극해야 합니다. 스스로 느끼고 조절하는 것이 중요합니다. 이러한 원리를 이해하고 실천함으로써, 관절을 보호하고 건강한 몸을 유지할 수 있습니다. 한 번의 잘못된 자세가 통증을 일으키지는 않습니다. 오랜 시간 누적된 스트레스가 통증을 유발하는 것입니다.

골반과 허리 통증의 연관성

골반은 여러 방향으로 움직일 수 있습니다. 앞으로 구르는 움직임을 '전방경사', 뒤로 구르는 움직임을 '후방경사', 좌우로 구르는 움직임을 '측방경사'라고 합니다. 이 세 가지 움직임을 부드럽게 이어서 골반이 원을 그리듯이 움직일 수 있어야 합니다.

만약 골반이 로봇처럼 딱딱하게 움직인다면, 우리의 관절도 굳고 근육들도 불균형이 생깁니다. 골반 아래에는 다리뼈가 붙어 '고관절'을 형성합니다. 골반이 딱딱하면 고관절의 움직임도 떨어집니다. 고관절과 골반이 뻑뻑해서 제대로 움직이지 않으면 허리가 대신 움직여야 합니다. 그러면 걷기, 뛰기, 계단 오르기 같은 다양한 활동에서 허리가 과도하게 움직이며 스트레스를 받게 됩니다. 결국, 허리에 통증이 생길 수 있습니다.

골반과 엉덩관절의 중요성

골반과 다리뼈는 엉덩관절을 만듭니다. 고관절이라고 부르는 이 관절은 우리 몸에서 가장 큰 움직임을 만드는 관절입니다. 다리뼈는 골반에 붙어 있기 때문에 고관절의 움직임은 골반 움직임에 영향을 받습니다.

골반은 '힙 본(Hip Bone)'이라 불리는 볼기뼈와 척추뼈 중 일부인 천골이 연결되어 있습니다. 천골과 볼기뼈의 장골이 붙어 천장관절을 형성합니다. 천장관절은 단단한 인대로 연결된 관절로, 움직임이 생기느냐 생기지 않느냐에 대한 논쟁이 많지만 골반의 안정성을 위해 작은 움직임을 허용합니다.

우리가 걸을 때 골반은 회전합니다. 이때 다리뼈도 함께 움직입니다. 다리를 앞으로 뻗을 때 다리는 바깥으로 벌어지고, 발바닥이 바닥에 닿아 앞으로 이동할 때 다리뼈와 골반뼈는 안쪽으로 돌아갑니다. 이처럼 골반과 고관절은 함께 움직입니다. 만약 고관절이 뻣뻣해 움직이지 못하면 어떻게 될까요? 앞서 말했듯 허리를 대신해서 사용하게 됩니다.

비대칭 패턴과 교정

인간은 왼쪽과 오른쪽으로 나뉘어져 있습니다. 왼팔이 있으면 오른팔이 있고, 왼쪽 다리가 있으면 오른쪽 다리가 있습니다. 겉으로 보면 인간의 좌우는 완전히 대칭일 것 같지만, 우리 몸에는 하나밖에 없는 것이 있습니다. 바로 장기들입니다. 신장(콩팥)을 제외하고는 대부분 하나씩만 있습니다. 심장, 뇌, 간 등이 그렇습니다.

장기 중 무겁다고 알려진 '간'은 오른쪽 갈비뼈 아래에 위치합니다. 간은 해독 기능을 하며 500~1500ml의 혈액을 보관하고 있습니다. 간은 다리뼈만큼 무거운 장기입니다. 무거운 간이 오른쪽 갈비뼈에 달려 있다고 생각해 보세요. 거기다 중력이 몸을 아래로 누르면 우리 몸은 자연스럽게 오른쪽으로 기울어질 수밖에 없습니다. 이렇게 우리 몸속 장기는 대칭적이지 않아 인간은 완전한 대칭이 될 수 없습니다.

인간의 약 80%는 오른손잡이입니다. 대부분의 생활 환경도 오른손잡이에 맞춰져 있습니다. 우리의 뇌는 좌뇌와 우뇌로 나뉘어 있으며, 좌뇌는 오른쪽 손과 발을, 우뇌는 왼쪽 손과 발을 조절합니다. 즉 좌뇌는 몸의 오른쪽을, 우뇌는 몸의 왼쪽을 지배합니다. 대부분의 오른손잡이는 좌뇌가 더 발달했습니다. 그렇다면 왼손잡이는 우뇌가 더 발달했을까요? 신기하게도 그렇지 않다고 합니다.* 오른손잡이가 오른손을 사용할 때는 좌뇌의 활동이 더 크지만, 왼손잡이가 왼손을 사용할 때는 좌뇌와 우뇌가 동시에 활성화됩니다. 이는 왼손잡이가 양손을 모두 사용할 수 있는 양손잡이일 가능성이 있음을 보여 줍니다. 우리는 태아 때부터 오른손을 더 많이 사용하면서 좌뇌가 더 발달했을 가능성이 있습니다. 이러한 패턴은 진화의 결과일 수 있습니다.

인간은 대부분 좌뇌가 발달되어 있으며, 비슷한 불균형 움직임을 가지고 있습니다. 하지만 개인적인 습관으로 인해 다른 불균형이 생길 수 있습니다. 이를 크레이프 케이크에 비유해 보겠습니다. 기존에 있는 비대칭 위에 개인적인 습관으로 인한 불균형이 덮어씌워지는 것입니다. 모든 불균형을 한 번에 개선할 수는 없습니다. 크레이프 케이크의 층을 하나씩 벗겨내는 것처럼 초기의 비대칭을 교정한 후 우세 패턴을 바꿔야 합니다.

의사 선생님들은 진단을 내릴 때 '조건부 확률'이라는 공식을 사용합니다. 혈압이 높고 혈당이 높으면 당뇨일 것이라고 진단하는 것처럼 말이죠. 우리가 하는 통증 운동이나 교정 운동도 마찬가지입니다. 그 사람이 가지고 있는 불균형의 원인을 조건부 확률을 통해 다양한 가능성을 찾아내고 개선하는 것입니다.

---

*   Lee Seung Hyun, Jin Sang Hyeon Jin, An Jinung, <The difference in cortical activation pattern for complex motor skills: A functional near-infrared spectroscopy study>, SCIENTIFIC REPORTS, 2019

N-Range, 개선을 위한 답 찾기

파브는 'N-range'라는 움직임의 답을 찾기 위해 노력합니다. N-range는 개인만이 가지고 있는 특별한 움직임을 말합니다. N-range는 예측할 수 있는 움직임인 '기지수'와 예측할 수 없는 움직임인 '미지수'로 나눕니다.

모든 사람은 기본적으로 걷기, 뛰기, 계단 오르기, 내려가기, 숙이기, 펴기 등의 동작을 합니다. 병원이나 헬스장에서 하는 움직임 테스트들은 이런 기지수 동작을 바탕으로 평가합니다. 그런 평가를 통해 문제를 찾아내고, 이를 개선하여 미지수 영역에서의 개선을 기대하는 것이죠. 하지만 미지수를 해결해야 다양한 문제를 개선할 수 있습니다. 전문가들은 이를 판단할 수 있지만, 일반인들은 자신의 습관조차 모르는 경우가 많습니다. 물론 미지수를 100% 찾아내기는 어렵습니다. 그러나 우리는 이미 미지수를 개선시킬 수 있는 방법을 알고 있습니다.

인간이라면 어떤 동작이나 습관을 가지고 있든, 가장 먼저 해야 할 것이 있습니다. 바로 호흡과 심부 근육의 수축입니다. 호흡을 제대로 하지 못하고 심부 근육을 사용하지 못하면, 기지수는 물론 미지수 움직임도 관리할 수 없습니다. 파브는 이렇게 말하고 싶습니다. 코어 근육을 사용하고 숨만 잘 쉬어도 당신이 가진 문제의 50%는 개선될 수 있다고. 모든 불균형을 교정하는 것은 어렵지만, 호흡만 잘해도 몸의 불균형을 '중립', 즉 중간 자세로 만들 수 있습니다. 호흡은 우리 몸의 균형을 유지하는 데 중요한 역할을 합니다. 따라서 호흡을 통해 신체의 불균형을 개선하고 건강을 유지할 수 있습니다.

7. 순서대로 통증 운동

골반을 유연하게 만들자

골반 끄덕이기 운동1

1 바로 누운 자세에서 무릎 구부리는 힘을 줍니다.

무릎을 구부리면 허벅지 뒤 근육인 햄스트링이 활성화됩니다. 허벅지 뒤에 붙은
햄스트링 근육은 천조인대에 의해 천장관절에 연결되어 있습니다. 적절한 햄스트링
근육의 활성은 천장관절을 단단하게 잡아줄 수 있고, 골반 뒤 통증과 요통을 완화할 수
있습니다.

2 턱을 살짝 당겨 목의 균형을 잡습니다.

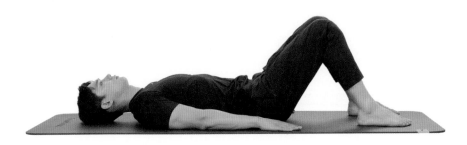

▼

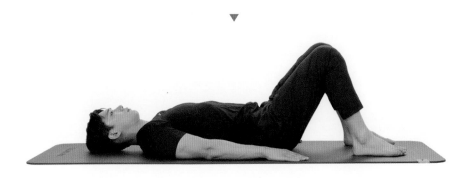

3 아랫배를 당긴 상태에서 골반을 앞과 뒤로 기울입니다.

많은 범위를 움직일 필요가 없습니다. 과한 움직임은 허리에 압박력을 증가시킬 수
있으니 작은 범위의 움직임을 만들어 줍니다.

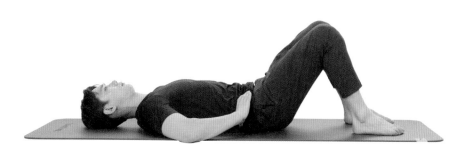

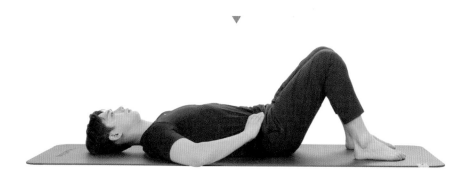

1   **엎드린 자세에서 한쪽 다리를 뻗습니다.**

이때 바닥을 미는 힘을 유지합니다. 과하면 승모근에 힘이 들어갈 수 있으니
주의합니다.

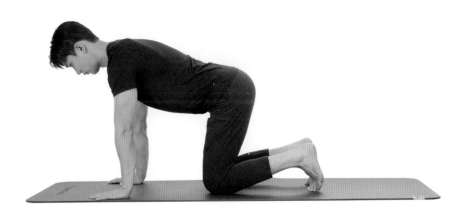

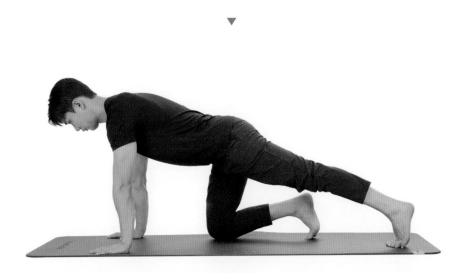

2 골반을 앞과 뒤로 끄덕입니다.

1번 운동과 동일하게 허리에 과한 힘이 들어가지 않도록 작은 범위에서 움직입니다.

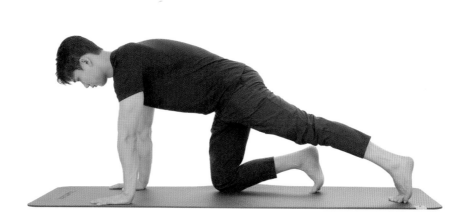

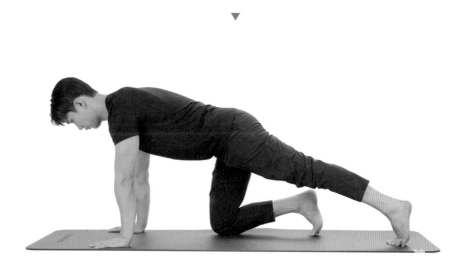

반대쪽도 동일하게 진행합니다.

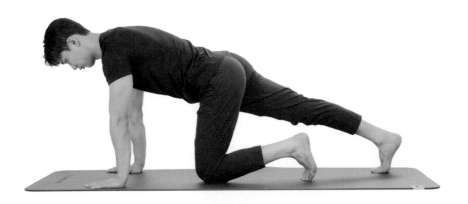

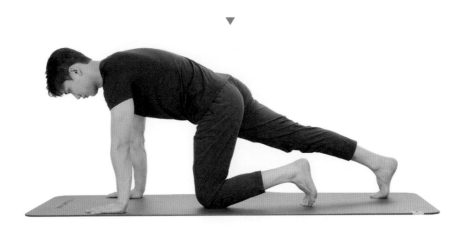

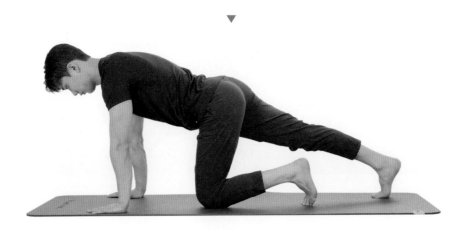

어깨와 팔이 아플 경우 팔 아래를 받쳐 팔꿈치를 구부린 상태에서 진행해 주세요. 이 운동 중 허리에 강한 압박감이 들면 안 됩니다. 작은 범위 움직임으로도 충분히 운동의 효과를 볼 수 있으니 살살 움직여 주세요. 무릎을 펴고 하는 동작이 힘들 경우 무릎을 구부린 상태에서 골반을 움직이셔도 됩니다.

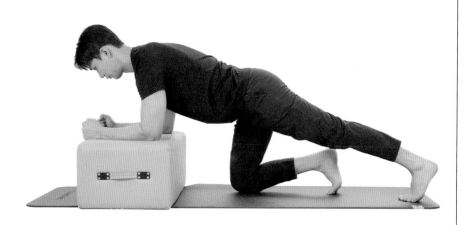

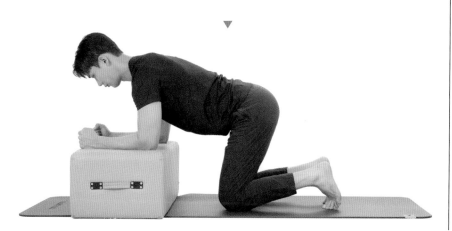

허리 돌리기

1   다리를 어깨너비로 벌린 상태에서 발은 11자로 정면을 바라보게 만든
    후 허리를 돌립니다.

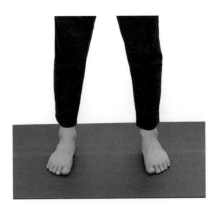

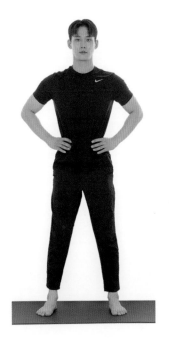 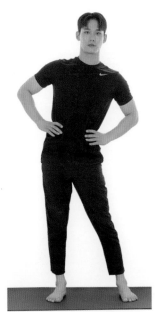 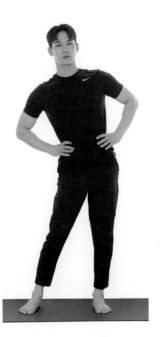

2 다리를 벌린 상태에서 발끝은 안쪽으로 모은 후 허리를 돌립니다.

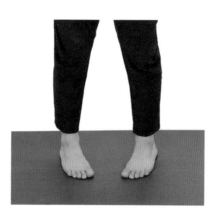

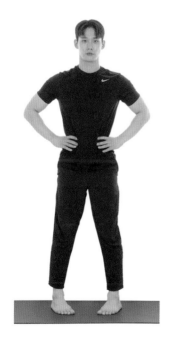
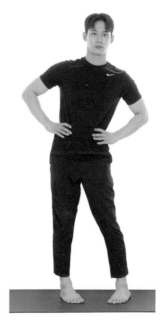
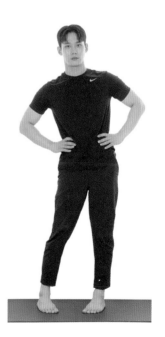

3 다리를 벌린 상태에서 발끝을 바깥쪽으로 벌린 후 허리를 돌립니다.

간단해 보이는 허리 돌리기도 발끝 위치에 변화를 준다면 고관절의 움직임을
유연하게 만들 수 있습니다.

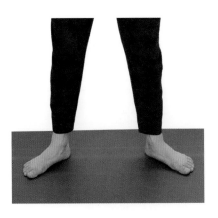

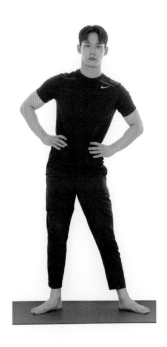 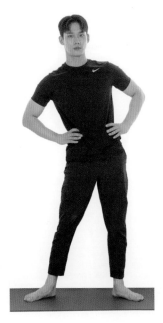 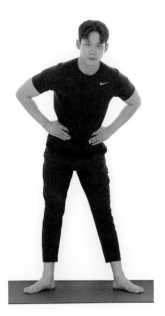

1 발을 어깨너비만큼 벌리고 서서 무릎을 살짝 구부린 기마자세를
합니다.

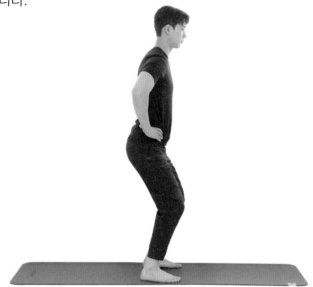

2 골반을 앞과 뒤로 구부립니다.

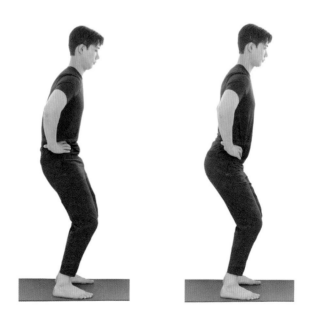

3　골반을 좌우로 구부리듯 움직입니다.

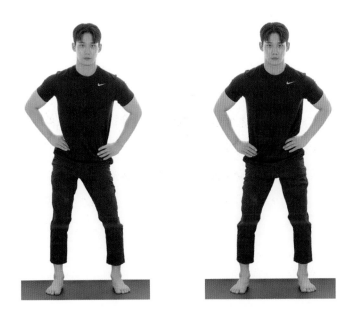

4　앞, 옆, 뒤 순서로 움직이며, 부드러운 원을 그리며 움직입니다.

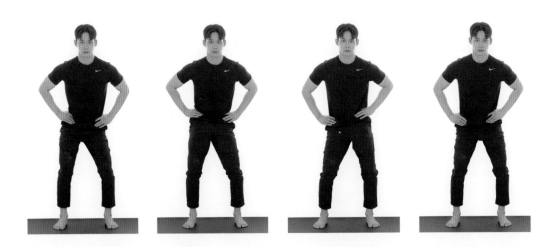

고관절을 유연하게 만들자

고관절에 부드러움 만들기

1 바로 선 자세에서 벽을 짚습니다.

폼롤러가 있다면 활용해 주세요.

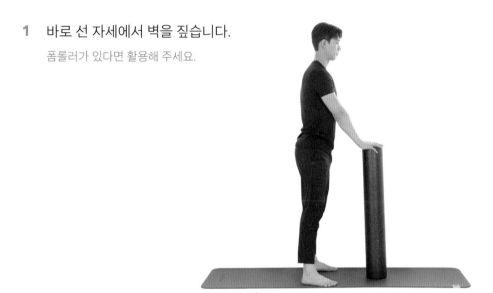

2 엉덩이를 뒤로 빼며 무릎을 구부립니다.

3 오리 엉덩이를 만든 후 무릎만 끝까지 폅니다.

허벅지 뒤가 늘어나는 느낌을 느낍니다.

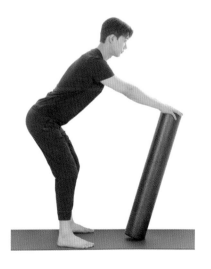
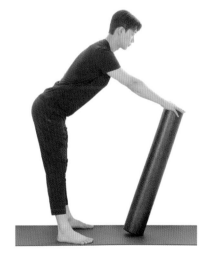

1 바로 선 자세에서 한 다리를 한 발짝 뒤로 뺍니다.

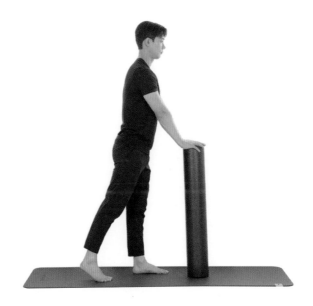

2 무릎을 구부리면서 엉덩이를 뒤로 뺍니다.

3 오리 엉덩이를 유지한 상태에서 앞다리의 무릎만 끝까지 폅니다.

허벅지 뒤쪽 근육이 늘어나는 느낌을 느낍니다.

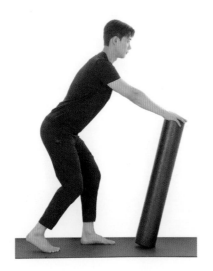 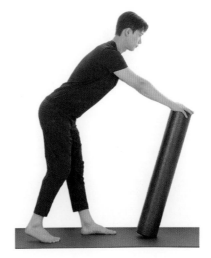

4 반대쪽도 똑같이 진행합니다.

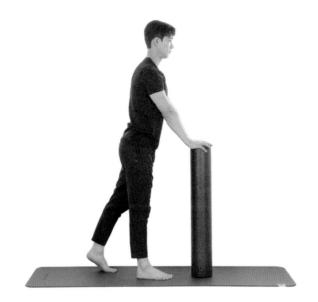

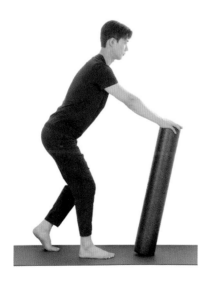
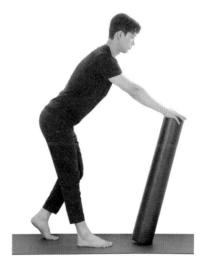

근육을 깨워보자

내전근 강화

1   옆으로 누워 아래 있는 다리를 살짝 위로 들어 올려 허벅지 안쪽 근육이
     사용되는 느낌을 느낍니다.

     허벅지 안쪽이 아닌 다른 부위에서 자극을 느낀다면 움직임의 범위를 줄여 진행해
     보세요.

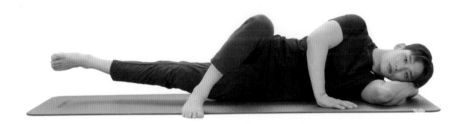

▼

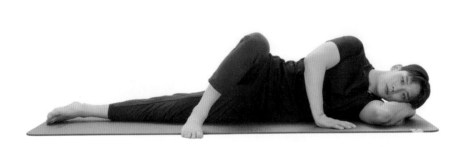

1 옆으로 누운 상태에서 다리를 위로 들어 올려 엉덩이 바깥쪽 근육이
사용되는 느낌을 느낍니다.

엉덩이가 아닌 골반의 앞쪽에서 자극이 느껴진다면 다리를 뒤로 더 젖힌 상태에서
진행하세요.

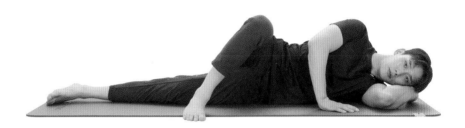

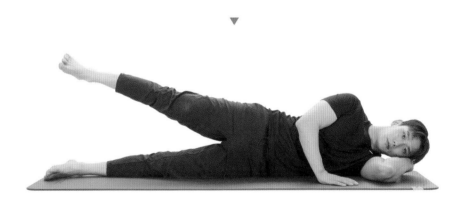

1 무릎 뒤에 수건을 두고 앉습니다.

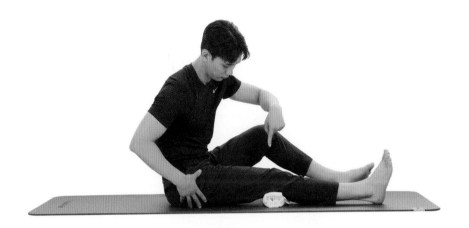

2 상체는 뒤로 젖힌 상태에서 무릎으로 수건을 누릅니다.
3 허벅지 앞쪽에서 근육이 사용되는 느낌을 받습니다.

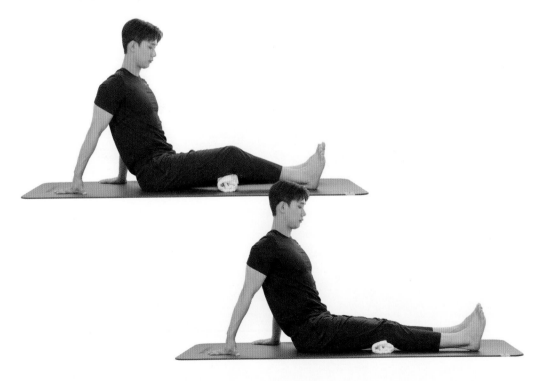

1 바로 누운 자세에서 발은 11자, 무릎은 골반 너비로 벌린 후 무릎을 구부립니다.

2 발바닥은 바닥에 닿은 상태에서 무릎 구부리는 힘을 줍니다.

3 허벅지 뒤 햄스트링 근육이 사용되는 느낌을 받습니다.

4 복식 호흡과 횡격막 호흡을 진행합니다.

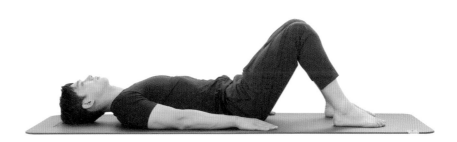

▼

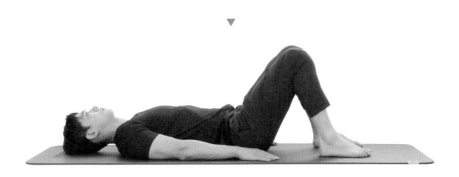

1 발을 어깨너비만큼 벌리고 선 자세에서 한쪽 다리를 옆으로 벌립니다.
이때 엉덩이에 힘을 주어 바깥쪽 근육의 힘을 느낍니다.

2 앞, 옆 사선으로 엉덩이에 힘을 주며 다리를 벌립니다.

3 앞, 뒤쪽 사선으로 엉덩이에 힘을 주며 다리를 벌립니다.

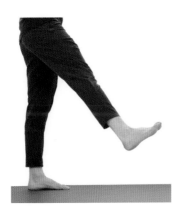 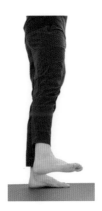 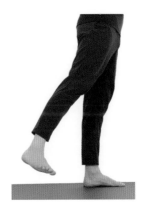

1 어깨너비로 선 자세에서 무릎을 살짝 구부립니다.

2 10초 버틴 후 무릎에 힘을 주며 끝까지 폅니다.
허벅지 안쪽에 자극을 느낄 수 있어야 합니다.

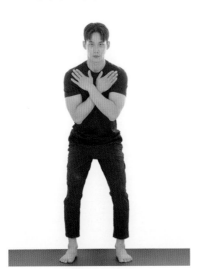 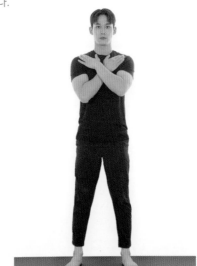

1   다리는 어깨너비로 벌리고 무릎을 살짝 구부린 상태로 섭니다.

2   몸통을 고정한 상태에서 한쪽 무릎을 앞으로 밀어 줍니다.

이때 골반의 회전이 생기고 자연스럽게 엉덩이 자극을 느낄 수 있습니다.

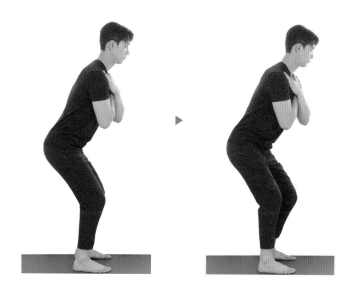

1   다리는 어깨너비를 만듭니다.

2   양쪽 무릎을 구부리고 엉덩이는 뒤로 뺍니다.

3   한쪽 다리에 체중을 이동시킵니다.

엉덩이에서 자극을 느낍니다.

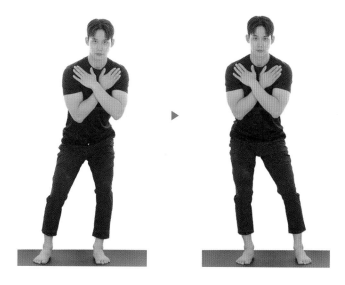

1   어깨너비로 선 상태에서 한쪽 다리로 체중을 이동합니다.

2   반대 다리를 앞으로 뻗어 바닥을 콕! 찍습니다.

3   그다음은 뒤로 뻗어 콕! 찍습니다.

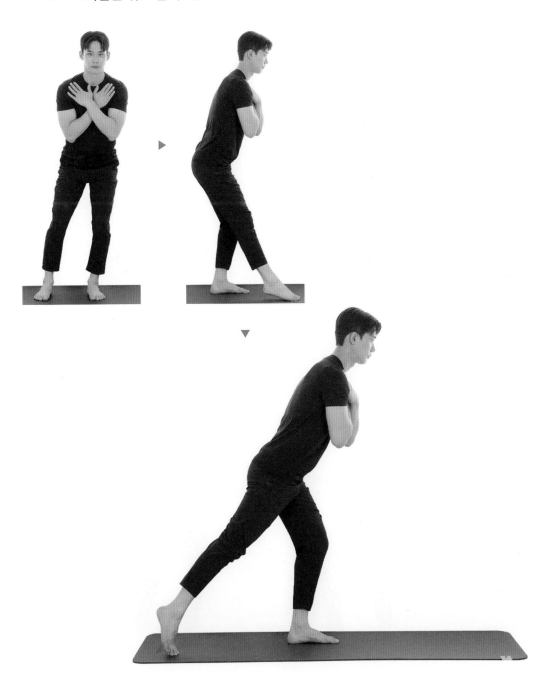

크로스 런지

1 다리는 어깨너비로 벌린 뒤 무릎을 살짝 구부립니다.
2 한 다리를 반대쪽 다리 뒤쪽으로 길게 뻗습니다.
3 지지하는 다리의 엉덩이 바깥쪽에 스트레칭 되는 느낌을 받아야
  합니다.

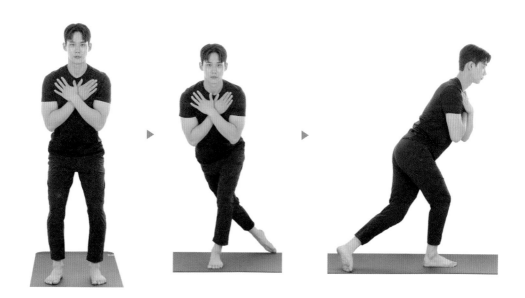

4 반대쪽 다리도 똑같이 진행해 주세요.

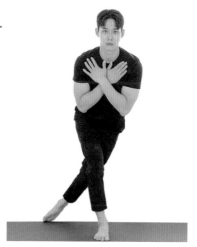

시계 스쿼트

1 다리는 어깨너비보다 살짝 더 벌리고 양팔을 교차시켜 가슴에 얹습니다.

2 왼쪽으로 체중을 이동하며 자연스럽게 무릎을 구부립니다.

3 살짝 앉은 상태에서 오른쪽으로 체중 이동을 하며 무릎을 폅니다.

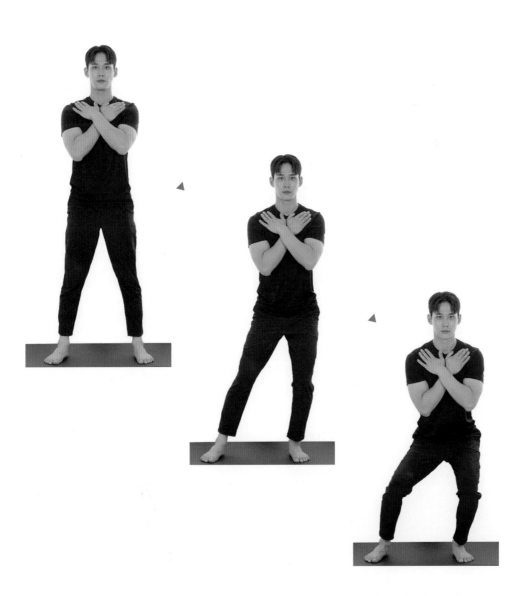

4 반대쪽도 똑같이 진행합니다.

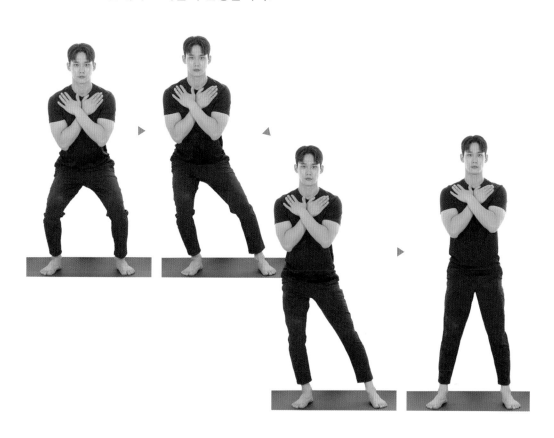

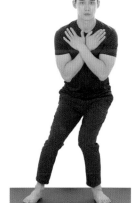
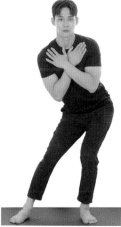

주의사항

1. 운동 중 무릎이 안쪽으로 모이지 않도록 해주세요.
2. 골반이 몸통보다 더 바깥쪽으로 빠지지 않도록 고정합니다.

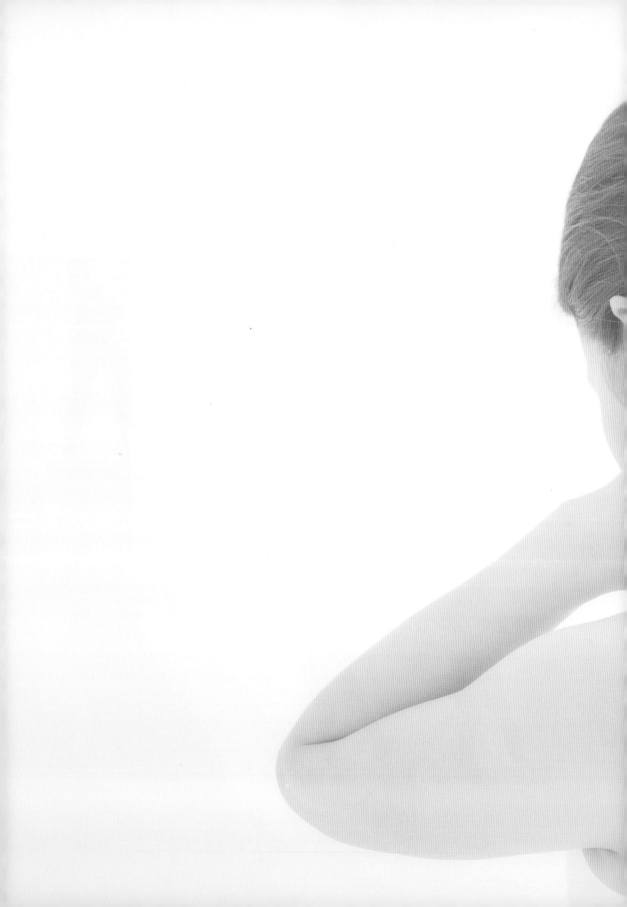

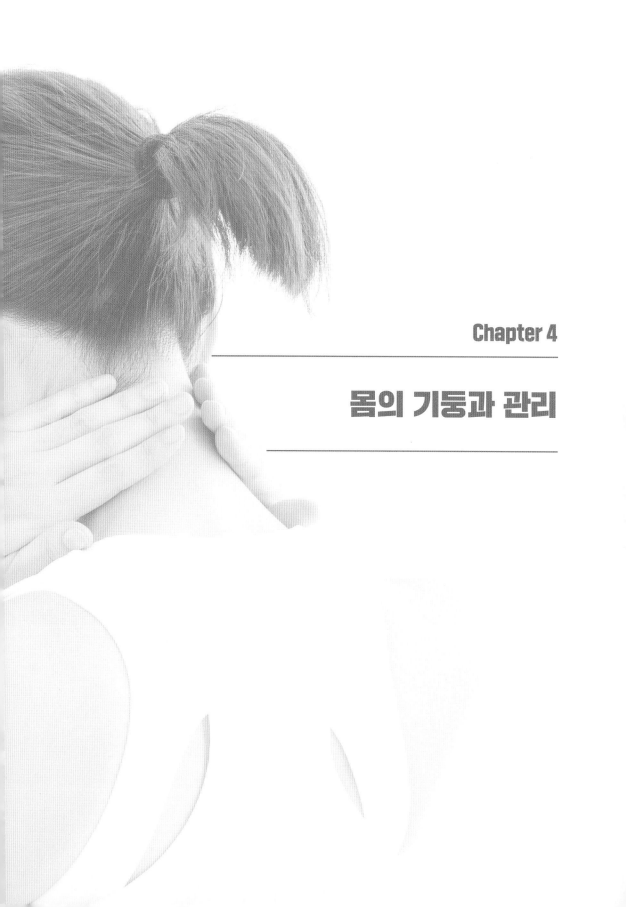

Chapter 4

몸의 기둥과 관리

1. 우리 몸의 기둥, 척추

다리와 골반은 서로 연결되어 고관절을 형성합니다. 그 위에 우리 몸의 또 다른 중요한 부위인 척추가 기둥처럼 세워져 있습니다. 척추는 단순히 뼈들이 붙은 연결체가 아닙니다. 이 구조는 마치 복잡한 기계 장치처럼, 각각의 부품이 유기적으로 맞물려 우리의 몸을 지지하고 움직임을 가능하게 합니다. 그 중심에는 디스크와 후관절이 있습니다.

척추는 골반에 위치한 천골에서 시작하여 목까지 이어집니다. 천골은 골반의 장골과 연결되어 있습니다. 그 위에는 5개의 허리뼈가 있으며, 각각의 척추뼈 사이에는 디스크가 존재합니다. 디스크는 척추뼈 사이에 있는 쿠션 같은 역할을 하며, 마치 자동차의 서스펜션처럼 충격을 흡수하고, 기계적인 스트레스를 분산시켜 줍니다.

척추의 움직임은 누가 만들까요? 우리는 '척추' 하면 디스크를 생각하기 쉽습니다. '디스크가 있기 때문에 움직일 수 있는거 아니야?'라고 생각하지만 디스크 뒤에 숨겨진 관절이 하나 더 있습니다. 바로 '후관절'입니다. 척추의 부드러운 움직임은 디스크(추간판) 뒤에 위치한 후관절에서 발생합니다. 재미있는 사실은 목, 등, 허리의 후관절 모양이 모두 다르다는 것입니다.

목뼈와 등뼈의 후관절은 비스듬히 누워 있는 모습을 띱니다. 그러다 보니 구부리고, 펴고, 돌리고 하는 동작을 모두 할 수 있죠. 하지만 허리의 후관절 모양은 조금 다릅니다. 레고를 조립하듯 딱! 맞게 붙어 있습니다. 이로 인해 허리를 구부리고 펴는 동작은 잘할 수 있지만, 돌리고 옆으로 구부리는 동작은 목과 등에 비해 힘듭니다.

이러한 관절의 구조 때문인지 등이 뻣뻣하면 아래 위치한 허리는 움직임의 피해자가 되기 쉽습니다. 허리가 아파 허리 주위에 할 수 있는 것들은 다 해봤지만 통증이 개선되지 않는다면, 위로는 '등'을, 아래로는 '다리'를 확인해야 할 수 있습니다.

허리 통증과 건강의 이해

통증으로 인해 병원을 방문하는 환자들이 병원에서 가장 많은 치료를 받고 있는 부위는 바로 허리입니다. 허리는 전체 체중의 약 60%의 부하를 견뎌야 하기 때문에 통증이 발생할 가능성이 높습니다. 이처럼 허리 통증은 많은 사람에게 흔한 문제입니다.

허리 통증의 원인과 해결책

사실 허리 통증의 원인은 명확하지 않습니다. 허리뿐만 아니라 관절에 생기는 통증의 원인을 특정하기에는 밝혀지지 않은 것들이 많습니다. 이 책에서 말하는 통증의 원인과 해결책은 정답이 아닌 하나의 해법으로 받아들여야 합니다.

등과 가슴우리의 역할

허리 위에는 등이 있습니다. 등뼈는 12개의 척추뼈와 12개의 갈비뼈, 복장뼈가 연결되어 있어 폐(허파)를 보호하는 몸통인 가슴우리를 형성합니다. 잘못된 자세로 오래 앉아 있다 보면 호흡의 움직임이 변할 수 있습니다. 의자 등받이에 기댄 자세로 장시간 앉아 있을 경우 가슴 아랫부분이 찌그러집니다. 앞부분이 찌그러졌으니 숨을 들이마실 때 갈비뼈가 벌어지지 못하고, 공기가 폐 안으로 제대로 들어오지 못합니다. 우리 몸에 산소가 부족하니, 더 많은 호흡이 필요하고 이때 목과 어깨 근육을 이용해 들썩이는 호흡을 하는 것이죠. 오랜 기간 목과 어깨를 이용한 호흡을 한다면 당연히! 목과 어깨 통증 등이 생길 수 있습니다.

찌그러진 가슴을 펼 수 있어야 합니다. 하지만 이미 찌그러져 기능을 하지 못하는 호흡 근육을 자세를 바르게 만들었다고 바로 잘 사용할 수 있을까요? 그래서 우리는 스트레칭을 합니다. 등을 유연하게 만들어 가슴 앞부분을 크게 벌리는 동작을 하죠. 이때 스트레칭과 함께 호흡을 섞는다면 호흡근도 잘 사용하면서 자연스러우면서 부드러운 움직임을 만들 수 있습니다.

등 바르게 사용하기

등을 올바르게 펴기 위해서는 날개뼈를 적절하게 사용하는 것이 중요합니다. 보통 사람들은 등을 펴라고 하면 가슴을 앞으로 내밀며 날개뼈를 뒤로 모으려고 합니다. 그러나 가슴을 앞으로 내밀 경우, 몸통 앞뒤에 붙은 근육의 기능에 이상이 생길 수 있습니다. 특히 등 뒤에 붙어 척추를 기둥처럼 지지하는 기립근이 짧아질 경우 움직임이 제한됩니다. 제한된 움직임은 다른 분절에서의 과한 움직임을 유발할 수 있습니다. 가슴을 앞으로가 아닌 위로 들어 올리고 복부의 긴장감을 느끼는 자세가 이상적이라고 할 수 있습니다.

우리의 근육은 스트레스를 받을 때 긴장합니다. 이것은 정상적인 근육의 반응입니다. 만약 등을 폈는데 등 근육에 느낌이 없다면, 다른 근육을 사용하고 있을 가능성이 높습니다. 복부에 힘을 주고 목부터 시작해 등을 천천히 펴주는 동작을 만들어 주는 것을 추천합니다.

허리에 휴식 주기

허리와 등을 펴고 턱을 당긴 자세가 일반적으로 말하는 바른 자세입니다. 하지만 제가 만나는 허리, 목, 어깨 통증이 있는 분들 대다수는 허리와 등이 바르게 펴져 있는 분들입니다.

왜 자세를 바르게 했는데 통증이 생길까요? 자세는 개인의 타고난 뼈 모양(골격)을 반영해야 합니다. 그래서 누구에게나 해당하는 바른 자세란 없습니다. 그렇다면 우리는 앉아 있을 때 어떻게 해야 할까요? 자세와 자세 사이에 움직임이 필요합니다.

허리를 펴고 30분을 앉아 있었다면 30분은 허리를 구부리고 앉아 있어야 합니다. 허리를 펼 때 사용했던 근육에게 휴식을 주는 겁니다. 반대로 30분 허리를 구부리고 있었다면 30분은 허리를 펴고 있어야 합니다. 이렇게 자세와 자세 사이에 움직임을 섞어주는 것이 통증을 예방할 수 있는 방법 중 하나입니다.

목 통증과 건강의 이해

목은 우리 몸에서 중요한 역할을 합니다. 목에는 뇌로 가는 경동맥이 있어, 이 혈관이 막히면 뇌에 혈액이 공급되지 않아 심각한 손상이 발생할 수 있으며, 심한 경우 사망에 이를 수도 있습니다. 많은 신경이 목에서 시작해 몸 전체로 퍼져 나갑니다. 이 신경들은 위에서 아래로 내려가는 반방향성을 가지고 있어, 허리를 다치면 하반신 마비가 올 수 있고, 목을 다치면 전신 마비가 올 수 있습니다. 이처럼 목은 전신의 건강에 큰 영향을 미칩니다.

최근 목디스크 환자가 꾸준히 증가하고 있습니다. 2010년과 2015년 사이에 24%나 급증했다고 합니다.[*] 허리 통증은 등과 목에도 영향을 미칠 수 있습니다. 등은 갈비뼈가 잡아주어 비교적 안정적이지만, 목은 위로는 뇌와 두개골을 받치고 아래로는 척추의 영향을 받아 많은 스트레스를 받습니다.

목을 편안하게 하는 방법은 간단합니다. 머리의 무게를 잘 버틸 수 있도록 목의 위치를 올바르게 정렬하는 것입니다. 이를 위해 등뼈를 바르게 펴야 합니다. 이때 단순히 등을 펴는 것이 아닌, 올바른 방법으로 펴야 합니다.

목의 중요성과 관리

우리는 목을 많이 움직입니다. 눈이 가는 방향으로 목을 돌려야 하기 때문에 하루에도 수천 번씩 목을 움직입니다. 목뼈는 옆에서 보면 S자 곡선을 이루며 이를 '전만'이라고 합니다. 전만 상태를 유지하는 것이 목의 안정성을 높이는 방법입니다. 일자목이 되면 목의 움직임이 30% 줄어들고, 목디스크에 가해지는 압력이 최대 90%까지 증가합니다.

일자목이 통증의 직접적인 원인은 아니지만, 통증의 원인 중 하나로 생각할 수 있습니다. 이를 개선하기 위해서는 '턱'의 역할이 중요합니다. 숨을

---

[*] 김병규, "눈만 뜨면 스마트폰…목디스크 환자 5년새 24% 늘어", 연합뉴스, 2016.06.19.

들이마시면 공기가 코와 비강을 지나 인두, 기도를 통해 폐로 들어갑니다. 이때 아래턱을 벌리면 공기 통로가 막힙니다. 통로가 막히면 고개를 앞으로 내밀어 호흡을 원활하게 만들려 하는데, 이 과정에서 목의 불균형이 생길 수 있습니다.

잠깐! 골반 운동은 하고 오셨죠?
우리의 허리는 아래쪽에 골반이 위치해 있습니다. 그래서 허리는 고관절, 골반의 움직임에 영향을 받기 쉽습니다. 허리 통증을 효과적으로 개선시키기 위해선 꼭! 골반 파트의 운동을 먼저 선행하는 것을 추천합니다!

2. 튼튼한 척추를 위한 운동

단단한 허리를 위한 준비

허리 속에 있는 근육 사용하기

1 무릎을 구부린 자세에서 엉덩이를 들어 올립니다.
2 손을 앞뒤에 가져다대어 중심이 흔들리지 않도록 합니다.

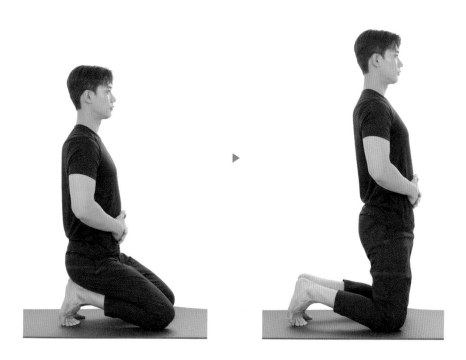

3 아랫배를 뒤로 쏙! 잡아당깁니다.

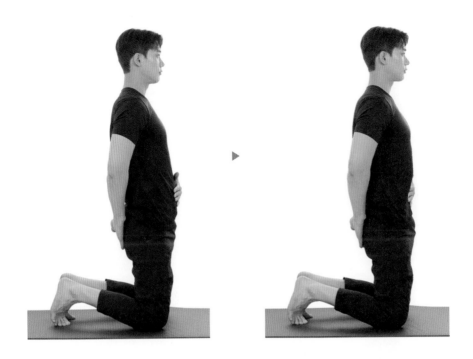

4 이때 허리 뒤쪽 안에서 미세하게 느껴지는 땡땡한 힘을 느낍니다.

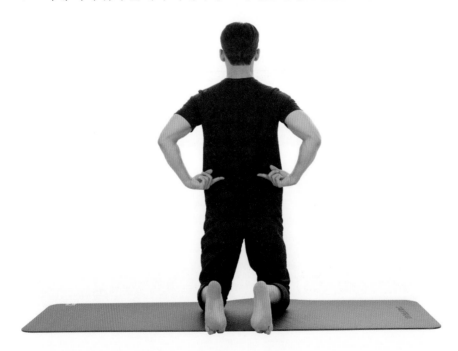

1   바로 누운 자세에서 한쪽 무릎을 구부립니다.
2   아랫배를 쏙! 당깁니다.

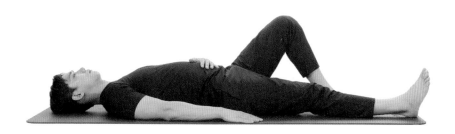

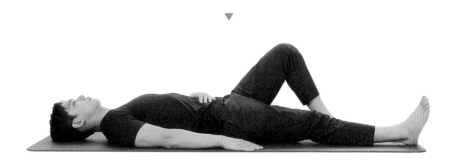

3   구부린 한쪽 무릎을 그 상태 그대로 들어 올려 직각을 유지합니다.
4   반대쪽 손으로 무릎을 밀며 버팁니다.

    무릎은 손바닥을, 손바닥은 무릎을 서로 밀어냅니다.

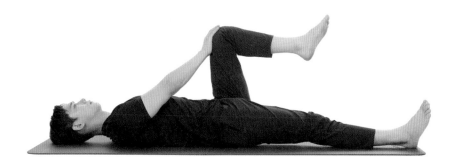

5 반대쪽도 동일하게 진행합니다.

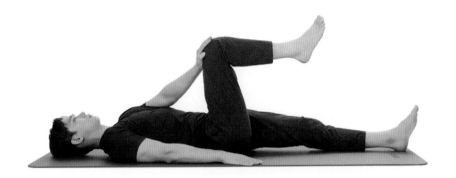

6 한쪽씩 진행했다면 양쪽 무릎을 구부려 들어 올립니다.

7 양손으로 무릎 양쪽을 밀며 버팁니다.

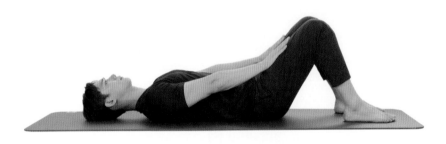

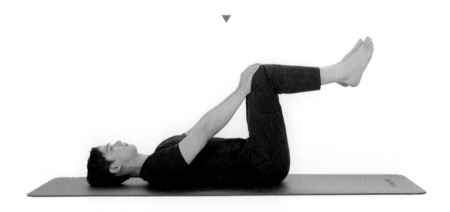

1   반 무릎 서기 자세를 하고 한쪽 무릎은 앞으로 꺼내 ㄱ, ㄴ 모양을 유지합니다.

2   뻗은 무릎 반대쪽의 갈비뼈를 잡고, 다른 한 손은 등에 갖다댑니다.

3   갈비뼈를 잡은 손 쪽으로 몸통을 회전합니다.

4   숨을 크게 들이마시고 내쉬는 숨에 반대쪽 뒤를 봅니다.

5   이때 갈비뼈를 잡고 있는 손은 등을 잡고 함께 돌립니다.

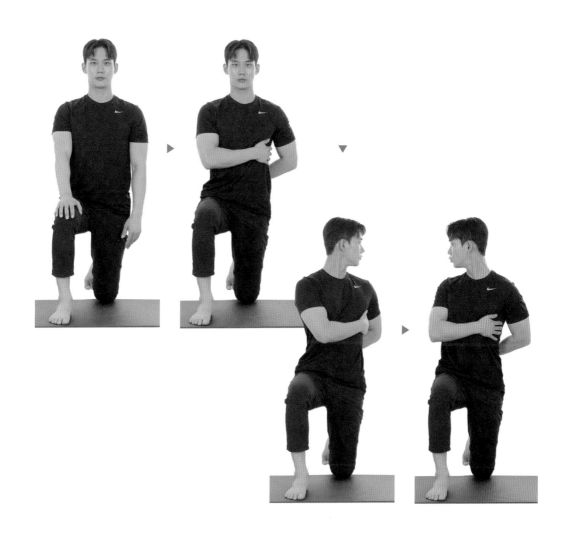

반대쪽도 진행합니다.

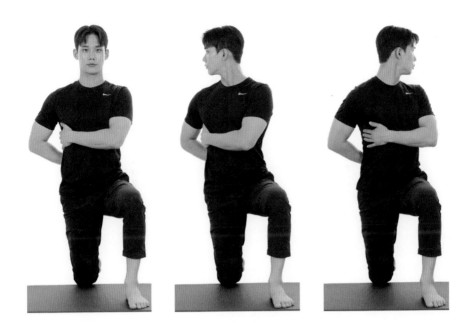

1   무릎을 최대한 벌리고 엎드립니다.

2   발은 바깥쪽을 향하게 두고 무릎과 발목이 일직선이 되도록 합니다.

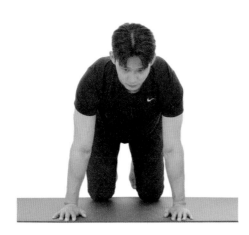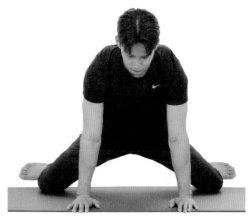

3   골반은 오리 엉덩이를 만듭니다.

    승모근에 힘이 실리지 않도록 바닥 미는 힘을 유지해 주세요.

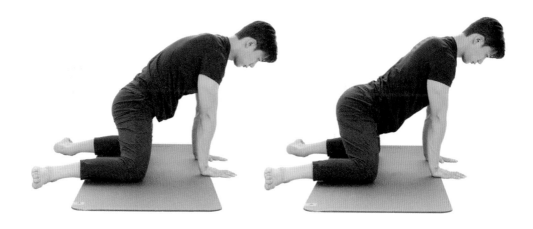

4 오리 엉덩이를 유지한 상태에서 그대로 뒤로 앉습니다.

뒤로 앉을 때 숨을 내쉬고 돌아올 때 숨을 들이마십니다.

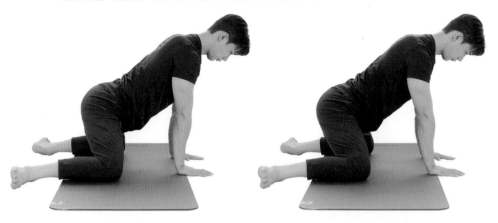

5 10회 반복 후 돌아올 때 한쪽 발을 들어 올립니다.

이때 시선은 들어 올린 발을 봅니다. 반대쪽도 똑같이 진행합니다.

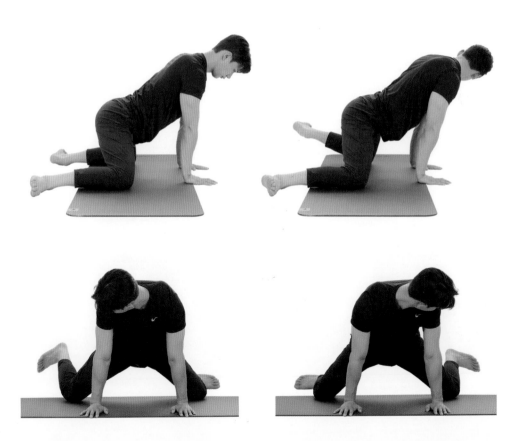

1   의자 끝에 걸터앉아 발은 골반 너비로 둡니다. 한쪽 다리를 대각선 앞 쪽으로 길게 뻗습니다.

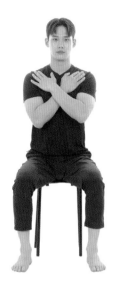 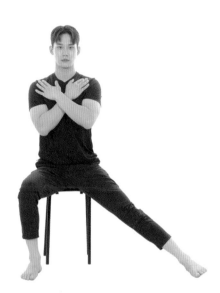

2   아랫배를 당긴 상태에서 몸통으로 원을 그립니다.
3   반대쪽도 동일하게 진행합니다.

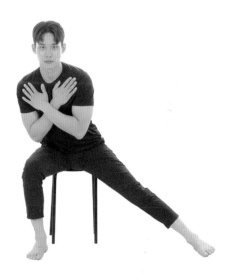 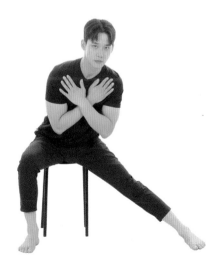

척추 근육을 느껴보자

구부리는 패턴 만들기

1 턱 밑에 엄지손가락을 받칩니다.

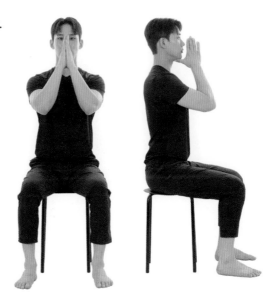

2 턱으로 손가락을 누르며 목을 구부립니다.

이때 목 앞쪽에서 근육이 사용되는 느낌을 받아야 합니다.

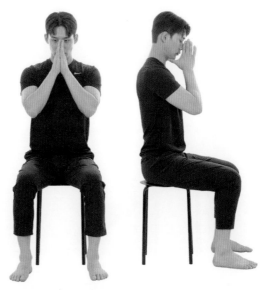

3 내쉬는 숨에 복부에 힘을 주어 명치 근육을 사용한다는 느낌을
받습니다.

4 등과 허리가 늘어나는 느낌이 아닌, 복부 앞쪽 근육을 사용하는 느낌을
받아야 합니다.

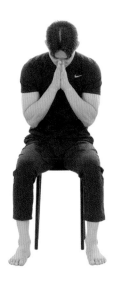 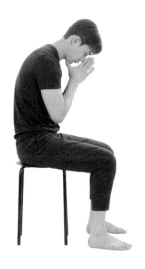

1   뒤통수에 뒤에 손을 댑니다.

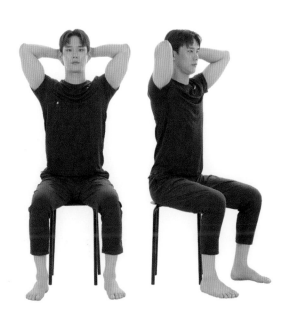

2   턱을 천천히 들어 올립니다. 이때 목 뒤에서 근육이 사용되는 느낌을 느낍니다.

3   고개를 젖히며 등도 함께 뒤로 젖힙니다. 이때 등에서 근육이 사용되는 느낌을 느낍니다.

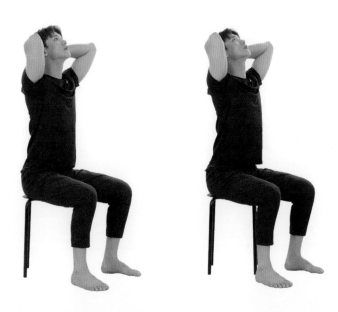

1 한쪽 손을 뒤통수에 대고 반대쪽 손은 갈비뼈를 잡습니다.

2 옆으로 몸을 구부리고 숨을 크게 들이마시면서 팔꿈치를 위로 뻗습니다.

3 반대쪽도 똑같이 진행합니다.

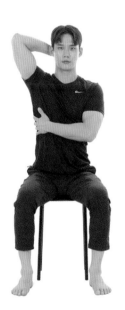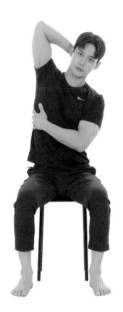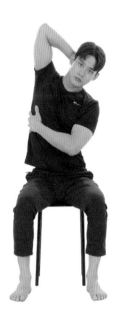

허리 척추 운동

골반과 복부 함께 쓰기

1   한쪽 옆구리에 손을 올립니다.

2   숨을 크게 들이마시며 옆구리에 올린 손을 밀어냅니다.

3   내쉬는 숨에 옆구리를 수축합니다.

4   옆구리 근육의 자극을 느끼면서 반대쪽으로 몸통을 돌립니다.

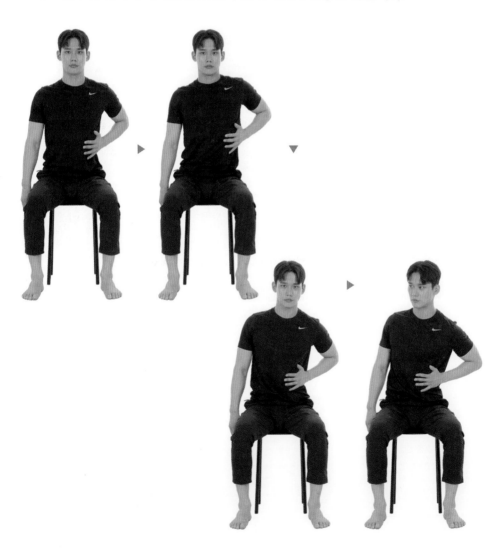

5 반대쪽도 똑같이 진행합니다.

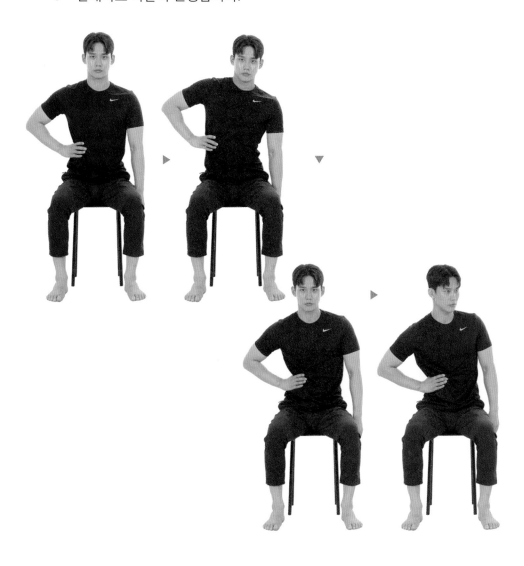

1 선 자세에서 양발은 골반 너비, 한쪽 다리를 뒤로 한 보 뻗습니다.

2 양쪽 무릎을 구부리고 엉덩이로 뒤로 뺍니다.

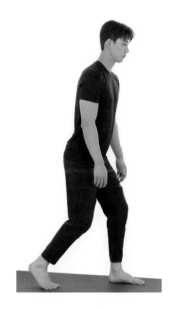 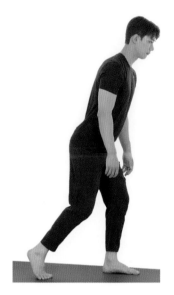

3 앞으로 나와 있는 다리와 같은 쪽의 팔을 앞으로나란히 합니다.

이때 팔은 시선과 수평을 유지합니다.

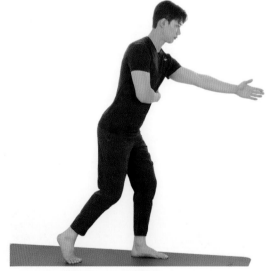

4 팔 뻗은 쪽 옆구리에 힘을 주고 반대쪽으로 몸통을 돌립니다.

이때 같은 쪽 엉덩이, 같은 쪽 허리, 같은 쪽 옆구리에서 근육의 자극을 느낄 수 있어야
합니다.

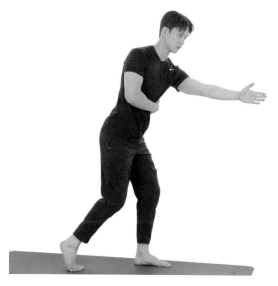

5 반대쪽도 똑같이 진행합니다.

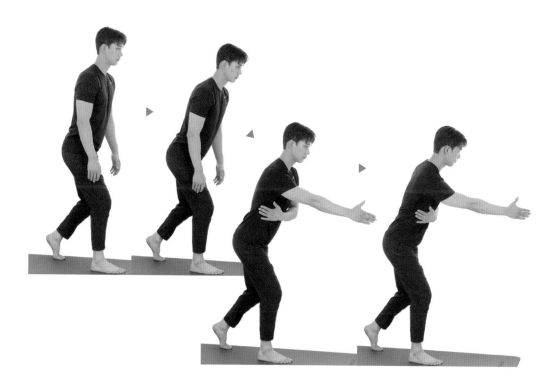

튼튼한 목을 위한 준비

목의 회전 패턴 만들기 1

1 머리 옆에 손을 대고 서로 밀며 버팁니다.

2 같은 쪽의 목에서 근육이 사용되는 느낌을 받습니다.

3 힘을 유지하면서 반대쪽으로 고개를 천천히 돌립니다.

움직임 중 근육의 자극을 느끼는 것이 중요합니다.

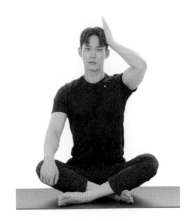
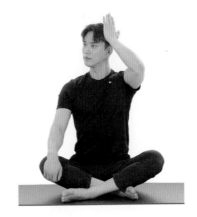

4 반대쪽도 똑같이 진행합니다.

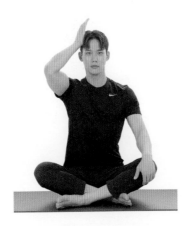
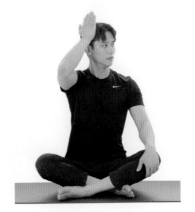

1 뒤통수 뒤에 손을 댑니다.

2 고개를 천천히 뒤로 젖힙니다.

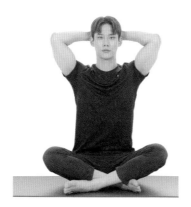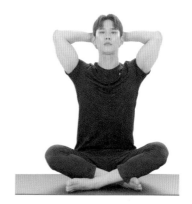

3 목 뒤 근육이 사용되는 느낌을 받습니다.

4 고개를 들어 올린 상태에서 천천히 좌우로 돌립니다.

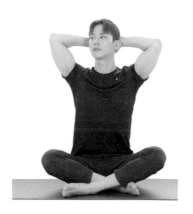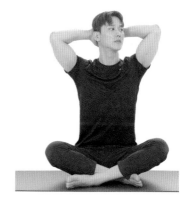

1 네발 기기 자세를 만들어 줍니다.

양손으로 바닥 미는 힘을 유지합니다.

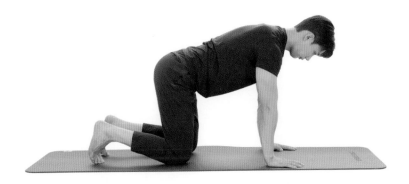

2 천천히 고개를 뒤로 젖힙니다.

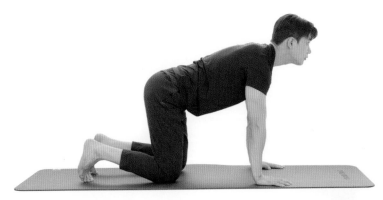

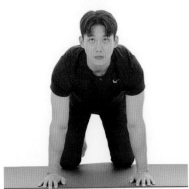

3 천천히 고개를 좌우로 돌립니다.

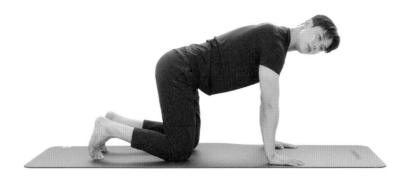

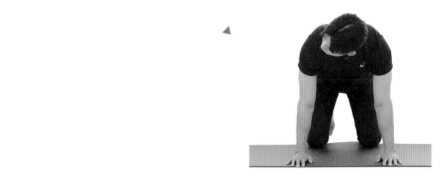

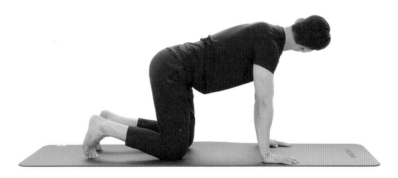

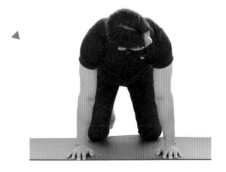

4 천천히 고개를 아래를 숙입니다.

움직임 내내 목 주위 근육이 사용되는 느낌을 받아야 합니다.

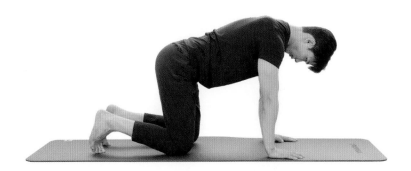

1 승모근에 힘이 들어오지 않도록 팔을 가볍게 앞으로나란히 합니다.
2 목의 근육 자극을 느끼면서 앞, 뒤, 좌, 우로 움직입니다.

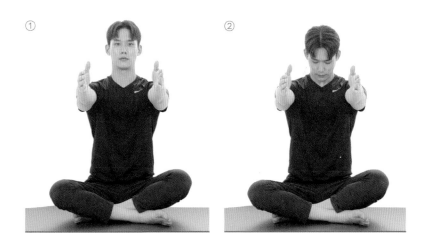

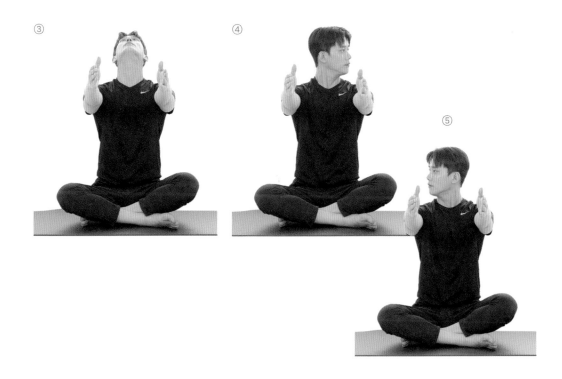

1   승모근에 힘이 들어오지 않도록 팔을 가볍게 옆으로 벌립니다.
2   목의 자극을 느끼면서 앞, 뒤, 좌, 우로 움직입니다.

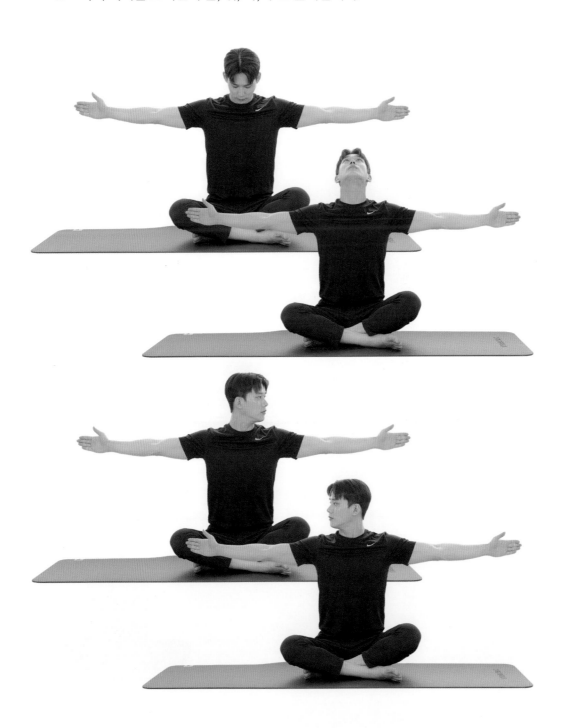

목과 몸통 분리하기

1 가슴 앞에 팔을 겹쳐서 쌓아 줍니다.

2 목과 몸통을 천천히 반대로 비틀어 줍니다.

3 목의 근육 자극과 옆구리에서의 근육 자극을 느껴야 합니다.

만약 허리에서 당기는 느낌이 들거나, 뒷골에 불편한 느낌이 든다면 움직임의 범위를
줄여 천천히 진행합니다.

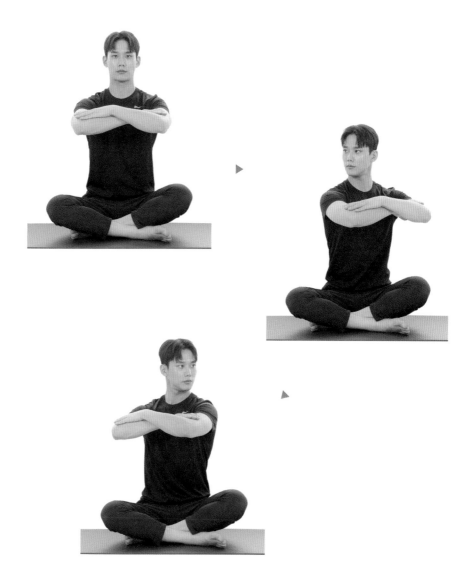

1   가슴 앞에 팔을 크로스합니다.

2   고개를 돌리며 눈동자는 반대쪽 끝을 바라봅니다.

3   좌우로 돌리며 눈동자와 반대 방향으로 움직입니다.

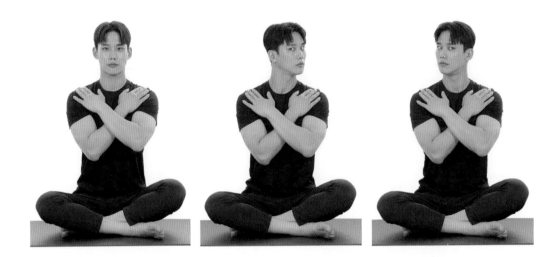

4   위, 아래로 목을 움직이며 눈동자는 반대쪽으로 움직입니다.

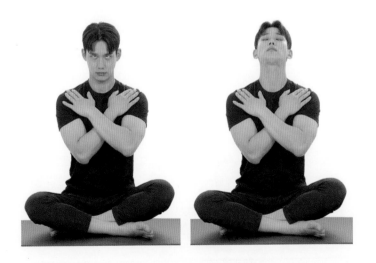

3. 건강한 발목 만들기

우리 몸을 지탱하는 구조물

발은 우리 몸을 지탱하는 중요한 구조물입니다. 발에는 둥그런 모양의 아치가 있어 직립 자세에서 효율적으로 몸무게를 지탱할 수 있게 해줍니다. 발바닥이 바닥에 닿는 시점에 아치는 자동차의 서스펜션처럼 살짝 내려가면서 충격을 흡수합니다.

발의 아치 구조

발의 아치는 세로 아치와 가로 아치로 나눌 수 있습니다. 세로 아치는 다시 안쪽 세로 아치와 바깥쪽 세로 아치로 구분되는데, 일반적으로 안쪽 세로 아치가 더 높게 형성되어 있습니다.

세로 아치: 발의 앞쪽에서 뒤쪽으로 이어지는 아치.

안쪽 세로 아치: 안쪽에 위치하며, 발의 주요 지지 구조 중 하나.

바깥쪽 세로 아치: 바깥쪽에 위치하며, 안정성 제공.

가로 아치: 발의 좌우로 이어지는 아치.

정상적인 아치는 개인의 골격 크기에 따라 차이가 있습니다. 영유아기 때는 발 안쪽 아치가 편평한데, 이는 평발이 아니니 걱정할 필요가 없습니다. 2~3세가 되면 근육과 힘줄에 힘이 생겨 자연스럽게 아치를 형성하게 됩니다. 그러나 성인이 되었는데도 발목이 아프다면 아치가 무너졌을 가능성이 있습니다. 평발은 선천적 평발과 후천적 평발로 나눌 수 있습니다.

선천적 평발: 발의 뼈 구조가 아치를 형성하지 않고 바닥과 닿아 있는 상태.

후천적 평발: 아치가 있지만 체중 부하 시 아치가 무너지는 상태.

평발의 60%는 선천적 평발이고, 40%는 발바닥 근육이 약해 생기는 후천적 평발이라고 합니다. 후천적인 평발이 발바닥과 발목 통증의 근본적인 원인이라고 할 수는 없습니다. 발바닥 아치가 완전히 무너지고 발목 주위 근육이 기능하지 못하는 상태가 아니라면 살아가는 데 큰 문제를 일으키지는 않는다고 합니다. 하지만 발이 약하면 그 위로 연결된 다른 관절에 영향을 줄 수 있습니다.

엄지발가락과 골반 안정성

발바닥에는 압력을 느끼고 전달하는 압력 수용기가 많이 분포되어 있습니다. 이유는 간단합니다. 발은 외력에 대항하는 첫 번째 구간이기 때문이죠. 발의 수용기들은 자세와 호흡의 기초가 되는 중요한 반사들을 자극합니다. 특정 공간 안에 우리 몸이 있다는 것을 알 수 있는 이유는 발이 있기 때문이죠. 그리고 위로 붙어 있는 발목은 고유 수용기로 일을 합니다.

쉽게 말해 달리는 버스 안에서 중심을 잡을 수 있는 첫 번째 이유는 발바닥이 있기 때문입니다. 인간은 균형을 잡을 때 다양한 전략을 사용합니다. 발목, 무릎, 고관절이 구부러지고 펴고를 반복하면서 중심을 잡습니다. 만약 발목이 뻣뻣하다면 어떤 일이 생길까요? 무릎과 고관절에서 더 많은 일을 해야 하지 않을까요? 반대로 고관절이 뻣뻣하다면? 무릎과 발목에서 더 많은 일을 해야 할 것입니다.

높은 아치가 좋을까?

아치가 높다고 해서 무조건 통증이 없는 것은 아닙니다. 발은 바닥에 닿을 때 아치가 내려가면서 충격을 흡수하고 탄성 에너지를 저장하여 앞으로 나아갈 추진력을 만들어 냅니다. 하지만 아치가 너무 높아 발바닥이 바닥에 닿을 때 아치가 내려가지 않으면, 충격을 흡수하지 못하고 탄성 에너지를 만들지 못해 추진력을 얻지 못합니다.

발의 아치는 마치 다리의 완충 장치와 같습니다. 자동차의 완충 장치가 도로의 충격을 흡수하여 승차감을 높이듯이, 발의 아치는 몸의 충격을 흡수하여 움직임을 부드럽게 만듭니다. 아치가 없거나 너무 높으면, 마치 완충 장치가 없는 자동차처럼 충격을 직접적으로 받게 되어 몸에 무리를 줄 수 있습니다.

따라서 아치의 높낮이가 문제의 원인이라고 할 수 없습니다. 아치가 낮아도 충격을 흡수할 수 있는 기능을 할 수 있다면 문제가 생기지 않을 수 있습니다. 반대로 아치가 너무 높아도 충격을 흡수할 수 있는 기능에 문제가 있다면 족저근막염 등 다양한 문제를 일으킬 수 있습니다. 결국 아치의 높낮이보다는 '아치가 기능을 제대로 하는가?'를 확인하는 것이 더욱 중요합니다.

우리의 몸은 아치를 무너뜨리기 위해, '가쪽 번짐(외번)'을 하기 위해 무릎 관절과 엉덩관절을 억지로 돌리게 됩니다. 이는 다른 부위에 무리를 주어 통증을 유발할 수 있습니다.

발목을 보호하는 방법

발목을 보호하기 위해 훈련을 통해 근육의 수축 속도를 빠르게 만들 수 있습니다. 빠른 속도의 민첩성 훈련과 스피드 훈련은 근육의 수축 속도를 높여 줍니다. 하지만 단순히 훈련만으로는 충분하지 않습니다. 평소의 근긴장도를 적절히 유지하는 것이 중요합니다.

발목이 삐는 시간은 몇 초일까?

발목이 삐는 데 걸리는 시간은 불과 0.01~0.02초입니다. 근육이 최대 수축을 하는 데 걸리는 시간은 0.2초에서 0.3초이므로, 아무리 빠르게 근육을 사용하더라도 발목이 접질리는 순간적인 상황에서는 제대로 된 힘을 발휘하기 어렵습니다.

4. 튼튼한 발 만들기

발의 구조와 기능

발바닥에는 아치를 만들어 주는 수동적인 조직과 능동적인 조직이 있습니다. 능동적인 조직은 근육을 의미하며, 발의 깊은 곳에 위치한 발가락을 움직이는 내재근을 제외하면 대부분의 근육은 힘줄로 연결되어 있습니다. 이 힘줄은 근육의 수축에 의해 생성된 에너지를 전달하고 분산시키는 역할을 합니다.

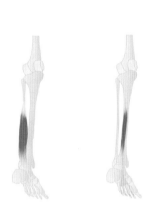

긴엄지굽힘근과 긴발가락굽힘근

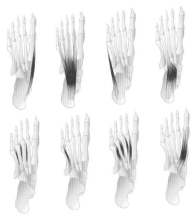

발내재근

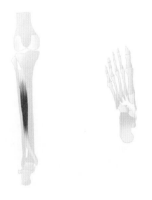

뒤정강근

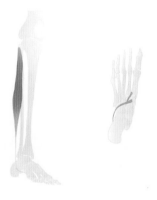

긴종아리근   짧은종아리근

발바닥 밑에서 세로 아치를 만들어 주는 뒤정강근, 긴엄지굽힘근, 긴발가락굽힘근, 긴종아리근, 짧은종아리근의 힘줄이 발바닥 안쪽과 바깥쪽을 지나갑니다. 이 근육들의 적절한 긴장도는 뒤꿈치를 들어 올리는 과정에서 복사뼈를 지나 이어지는 힘줄에 장력을 만들어 발목의 안정성을 제공합니다. 또한, 아킬레스건과 연결된 종아리 근육이 추진력을 만듭니다.

앞서 말했듯, 관절 안정성을 유지하기 위해서는 관절을 잡아주는 조직들의 힘이 균등하게 분포되어야 합니다. 특정 근육의 과도한 긴장도는 관절의 안정성을 떨어뜨리고, 이는 부상으로 이어질 수 있습니다. 따라서 모든 근육의 긴장도를 적절히 유지하는 것이 중요합니다.

발의 내재근을 사용하자

발가락은 위로 들어 올려야 벌릴 수 있다는 것을 아시나요? 발가락이 바닥에 닿은 상태에서 벌릴 수 없습니다. 발가락을 벌리는 근육은 발등에 위치하고 발가락을 들어 올려야 수축할 수 있기 때문입니다. 튼튼한 발을 위해서는 발가락을 움직이는 근육을 사용해야 합니다.

안의 내재근들을 잘 사용할 수 있어야 발목 관절이 단단해지고, 발가락이 안쪽으로 휘는 무지외반증을 예방할 수 있습니다. 무지외반증은 다양한 원인에 의해 발생합니다. 발가락을 벌리는 쉬운 운동으로 무지외반증을 예방할 수 있으니 꼭 한 번 따라 해 보시기를 바랍니다.

발가락 들어 올리기 운동

1 발가락을 굽히며 발바닥을 구부립니다.

2 발가락 바로 밑에서 근육 자극을 느낄 수 있습니다.

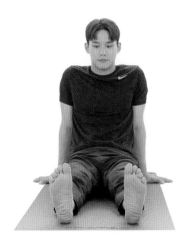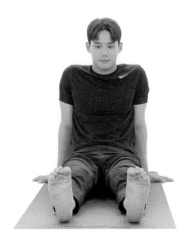

3 발가락 사이를 벌리는 힘을 줍니다.

4 발가락을 구부리며 발목을 안쪽과 바깥쪽으로 움직입니다.

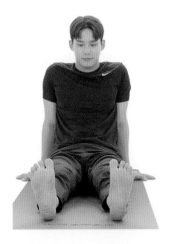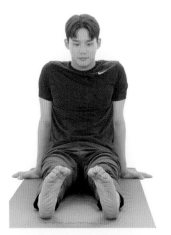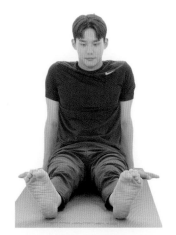

발목의 근육을 함께 사용하자

발가락을 사용해 운동했다면 이번에는 발목의 움직임과 연결시켜 동작합니다.

발목 안쪽 번짐

1   발가락에는 힘을 주지 않고 발목만 안쪽으로 구부립니다.

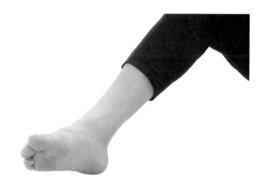

2   발목 안쪽에서 근육 사용을 느낍니다.

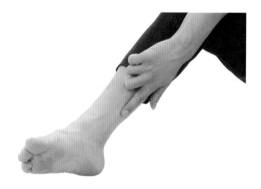

발목 가쪽 번짐

1 발가락에는 힘을 주지 않고 발목을 바깥쪽으로 구부립니다.

2 발목 바깥쪽에서 근육 사용을 느낍니다.

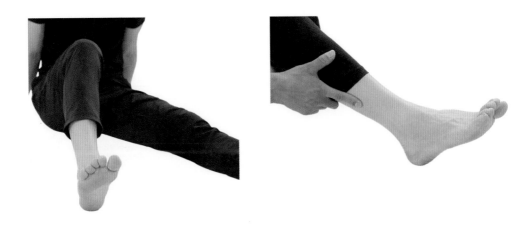

발등 굽힘

1 발가락에는 힘을 주지 않고 발목을 위로 구부립니다.

2 정강이 앞에서 근육이 사용되는 힘을 느낍니다.

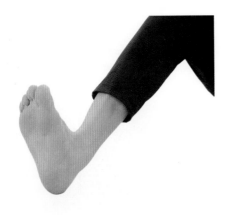
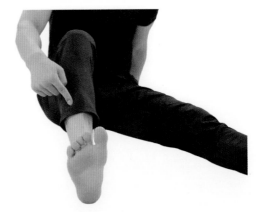

세로 아치를 만들자

발바닥 아치는 세 가지가 있으며 모두 중요합니다. 한 곳에만 집중에서 체중을 주는 것보다는 모든 지점에 줘야 합니다. 그 지점에 힘을 주기 위해선 세로 아치에 힘을 주는 것이 가장 쉬운 방법입니다.

아치 활성화하기

1   아치를 무너뜨립니다.

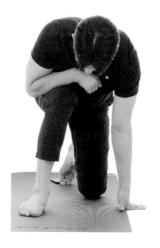

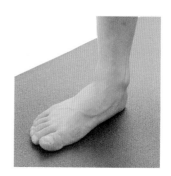

2   발가락으로 바닥을 움켜쥡니다.

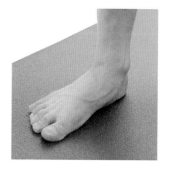

3 무릎을 바깥쪽으로 벌립니다.

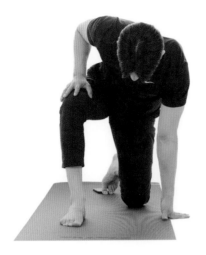

4 이 동작을 하면 발바닥 세로 아치가 올라오는 것을 확인할 수 있습니다.

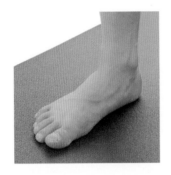
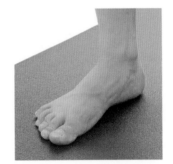

주의 사항

1. 이때 엄지발가락이 바닥에서 뜨면 안 됩니다.
2. 근육의 자극 지점은 발바닥 안쪽 면입니다. 자극을 느꼈다면, 체중 부하를 주는 훈련을 해
   야 합니다.

5. 발가락에 힘 좀 빼자!

발가락의 역할

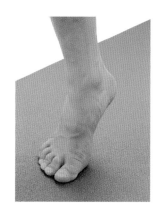

과한 힘이 들어간 발가락

발가락에 과도하게 힘을 주는 분들이 있습니다. 이런 분들은 한 발로 중심 잡기를 어려워하는 경향이 있습니다. 한 발로 서서 균형을 잡을 때는 발바 닥의 내재근, 발목 주위 근육, 무릎, 고관절, 골반 주위 근육을 전체적으로 사용해야 합니다. 그러나 발가락에만 힘을 주어 중심을 잡으려 하니 더 힘 들게 느껴지는 것이죠.

걸을 때는 뒤꿈치를 들어 몸을 앞으로 밀어주는 추진력이 필요합니다. 이때 발가락에는 힘을 풀고 뒤꿈치를 드는 힘으로 밀어야 합니다. 만약 발 가락에 힘을 계속 주고 있다면 어떤 일이 생길까요?

바닥에서 뒤꿈치를 들어 올리면 발가락과 발목이 꺾입니다. 이때 발바 닥 밑에 있는 내재근과 힘줄들이 늘어나 발바닥 안정성을 만들고, 반대로 발등에 붙어 있는 근육들과 힘줄도 늘어나면서 발목을 위에서 단단하게 잡 아 줍니다. 샌드위치로 비유하자면 빵이 발등과 발바닥의 근육이고 중간의 햄과 채소들이 발의 뼈들입니다. 그런데 발목이 불안정할까 봐 혹은 나도 모르게 발가락에 힘을 강하게 주고 생활한다면, 발가락이 제대로 꺾이지 않아 발의 위와 아래에 발목의 안정성을 만들지 못해 부상에 노출될 수 있습니다.

발가락에 과도한 힘을 주는 것은 마치 자동차의 브레이크를 밟은 상태에서 가속 페달을 밟는 것과 같습니다. 발가락에 힘을 빼지 않으면 발목과 다리 근육이 제대로 작동하지 못해 균형을 잡기 어렵습니다.

발가락 힘 빼기의 중요성

발가락에 힘을 주지 않고 걸으면 발목과 다리의 자연스러운 움직임이 가능합니다. 우리가 흔히 하는 종아리 운동인 '카프레이즈'를 할 때는 발가락에 힘을 빼고 뒤꿈치를 위로 미는 힘만으로 진행해야 합니다. 그래야 발목 주위 근육들의 기능을 제대로 사용할 수 있습니다. 이 과정을 통해 세로 아치를 만드는 힘을 주면서 발가락의 불필요한 힘을 빼는 것이 중요합니다.

1   발을 어깨너비로 벌리고 서서 준비합니다.

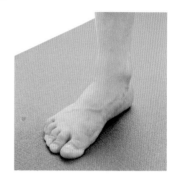

2   뒤꿈치를 반만 듭니다. 이때 발가락에 힘을 주고 있습니다.

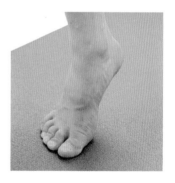

3   발가락에 힘을 빼고 뒤꿈치를 완전히 들어 올립니다. 이때 발목 주위
      근육이 제대로 작동하게 됩니다.

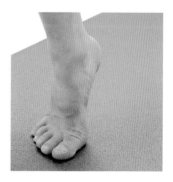

발가락 카프레이즈 운동

앉아 카프레이즈

1 앉은 자세에서 뒤꿈치를 붙입니다.
2 뒤꿈치가 떼지기 전까지 뒤꿈치를 들어 올립니다.

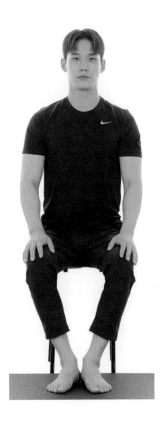 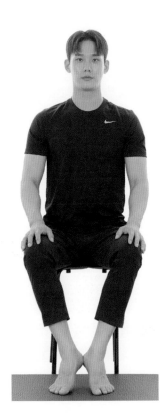

1   선 자세에서 뒤꿈치를 붙입니다.

2   뒤꿈치가 떼지기 전까지 뒤꿈치를 들어 올립니다.

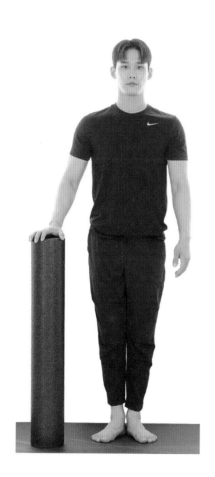 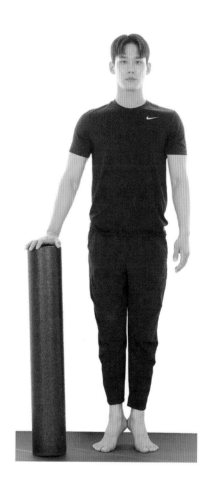

1 뒤쪽에 놓인 다리는 뒤꿈치를 들고 길게 뻗은 자세를 취합니다.
이때 폼롤러가 없다면 벽을 짚고 합니다.

2 뒤꿈치로 버튼을 누르듯이 바닥을 길게 눌러 줍니다.

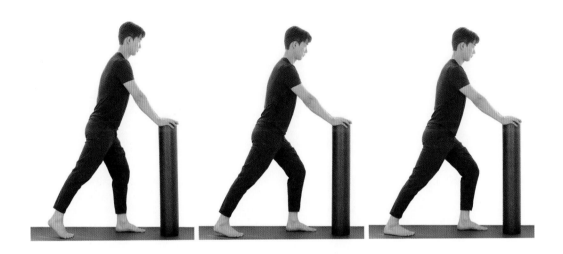

3 반대쪽도 똑같이 진행합니다.

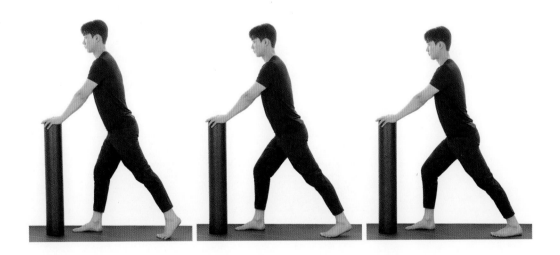

발목 모빌리티

1 반 무릎 서기 자세를 취합니다.

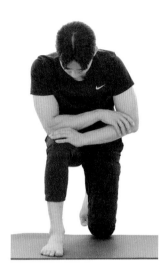

2 발 아치를 무너뜨립니다. 그리고 발가락으로 바닥을 움켜쥡니다.

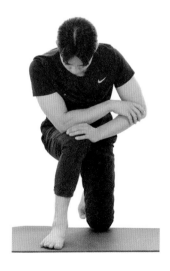 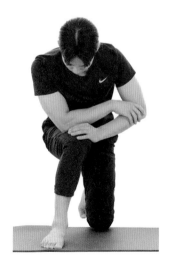

3 무릎을 바깥쪽으로 벌립니다. 이때 발바닥 안쪽과 발목에서 근육
  자극을 느껴야 합니다.

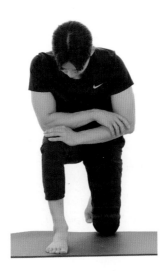

4 앞에 놓인 다리에 체중을 실어준 후 원을 그리며 몸통을 돌립니다.

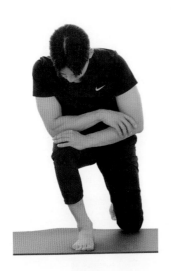 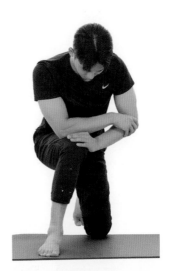

나이가 들수록 꼭 해야 하는 한 다리로 서기!

한 다리로 서 있을 수 있는 시간이 길수록 오래 산다는 사실을 알고 계신가요? 나이가 들면 근력이 약화됩니다. 그러면 자연스레 낙상 위험에 노출될 수밖에 없습니다. 한 다리로 서 있을 수 있는 힘이 있다면 그만큼 근력이 있다는 뜻이니, 쉽게 넘어지는 일은 없겠죠? 그뿐만이 아닙니다. 무릎 관절, 발목 관절, 코어 등 다양한 근육을 잘 사용하기 위해 필요한 운동 중 하나가 바로 한 다리로 서는 동작입니다! 발목과 발가락의 근육을 느끼면서 한 다리로 서는 연습을 해볼까요?

외발 서기

1   골반 너비로 서서 한쪽 다리를 뒤로 들어 직각을 만들어 줍니다.

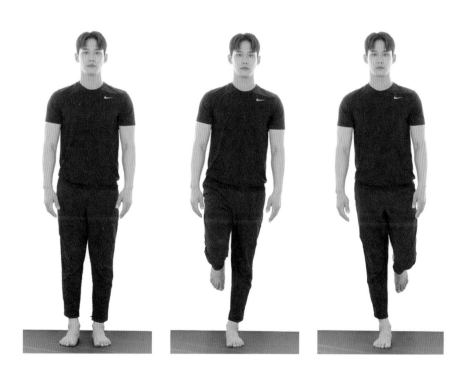

2 한 다리 서기가 쉽다면 눈을 감아 보세요. 난이도가 확! 높아집니다.
눈을 뜨고는 최소 20초, 눈을 감고는 최소 10초는 버틸 수 있어야
합니다.

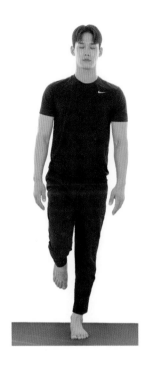 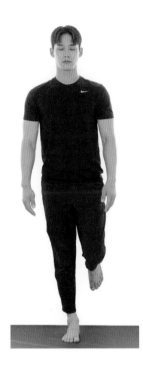

TIP

발가락과 발목에 두 가지 방법으로 힘을 주면서 균형을 잡아 보세요.

발가락 들어 올리기 운동은 발바닥 속의 내재근을 발달시키고, 발목 가쪽 번짐, 발등 굽힘 운동
은 발목 주위 근육을 발달시킵니다.

중심 잡기가 힘든 분들은 발가락에 힘을 강하게 주고 있을 가능성이 높습니다. 발목 주위 근육
도 함께 사용해야 발바닥이 피로해지는 것을 막을 수 있습니다. 발가락을 움직일 때의 힘과 발
목을 움직일 때의 힘을 동시에 사용하면서 균형을 잡아야 합니다.

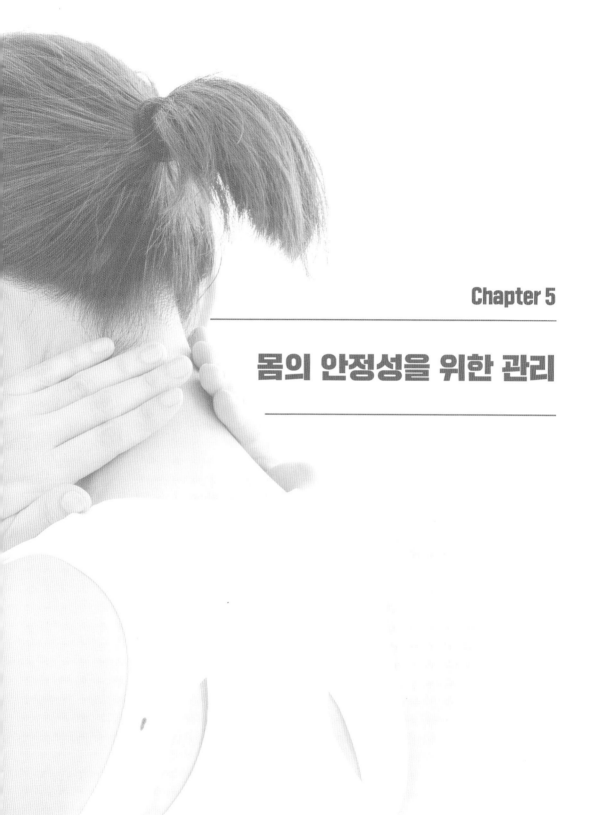

Chapter 5

몸의 안정성을 위한 관리

1. 관절의 안정성, 무릎

무릎 제대로 이해하기

한국인에게 허리 다음으로 가장 많은 통증을 유발하는 부위는 무릎입니다. 무릎 관절은 우리 몸에서 중요한 역할을 하며, 주요 기능은 '안정성'입니다. 무릎을 구부리고 펴는 동작 중 무릎 관절은 흔들림이 적어야 합니다. 이 안정성을 유지하기 위해 무릎 관절 사이에는 반달 연골이 있습니다. 연골은 혈관이 없기 때문에 영양분 공급이 느리고, 손상 시 회복도 느립니다. 따라서 연골이 한 번 손상되면 완전히 회복되기 어려운 경우가 많습니다.

많은 사람들이 연골을 보호하기 위해 무거운 무게를 드는 운동, 특히 헬스를 기피합니다. 감당할 수 없는 무게를 들면 큰 문제가 생길 수 있지만, 적절한 무게를 든다면 오히려 관절의 안정성을 증가시킬 수 있습니다. 연골의 영양분 흡수는 압력을 받는 상황에서 더 잘 이루어지는데, 이는 우리가 움직일 때 연골이 눌리면서 영양분이 더 효과적으로 전달되기 때문입니다.

이해하기 쉽게 비유하자면, 연골은 스스로 영양을 흡수하는 대신 주변 환경에서 영양분을 흡수하는 스펀지 같다고 생각할 수 있습니다. 이처럼 연골의 간접적인 영양 공급 방식은 연골의 건강을 유지하는 데 중요한 역할을 합니다. 이러한 특성을 이해하면 연골을 건강하게 유지하기 위한 생활 습관이나 운동의 중요성을 더 잘 알 수 있을 것입니다.

연골에 염증을 일으키고 분해하는 요소로는 반복 횟수 8회 이하의 고중량 운동이 해당됩니다. 그렇다고 해서 무거운 무게를 들면 안 되는 것은 아닙니다. 운동 생리학 박사인 짐 스토파니 박사는 반복 횟수 15회에서 20회의 무게 운동은 연골의 영양분 공급에 도움이 될 수 있다고 말합니다.

무릎 통증과 불균형이 관련 없다고 말하고 싶지는 않습니다. 하지만 부상은 특정 움직임을 할 때 관절을 컨트롤할 수 없기 때문에 발생합니다. 결국 근육이 약한 사람들에게 문제가 더 많이 생긴다는 것입니다. 불균형을 교정하면 통증이 사라지는 이유는 교정 운동 중 관절 주위 근육을 사용하고, 관절 안정성이 증가하기 때문일 수 있습니다. 불균형 자체가 통증을 유발하지 않지만, 관절의 안정성을 만들어 주는 운동은 불균형을 개선할 수 있습니다.

넙다리 네갈래근의 역할

무릎을 덮고 있는 큰 근육인 넙다리 네갈래근은 총 네 갈래의 근육으로 구성되어 있습니다. 이 근육은 무릎을 단단히 잡아주는 역할을 합니다. 네 갈래로 갈라진 근육이기에 무릎 관절 각도에 따라 약간의 기능 차이가 있습니다.

특히 무릎을 구부렸다가 펴는 동작에서 완전히 잘 펴지 않을 경우 안쪽넓은근(내측광근)의 발달이 가쪽넓은근(외측광근)과 차이가 날 수 있습니다. 무릎뼈에는 바깥쪽과 안쪽으로 잡아당기는 힘이 생기는데, 안쪽의 근육이 약하니 무릎뼈는 바깥으로 이탈하게 됩니다. 애석하게도 다리뼈의 바깥면은 안쪽 면에 비해 뾰족합니다. 바깥으로 밀린 무릎뼈가 뾰족한 면 위에서 움직인다고 생각해 보세요. 관절염이 가속화되고 통증이 생길 수 있습니다. 이때는 안쪽의 근육을 사용해서 무릎뼈가 제 위치로 돌아올 수 있도록 해야 합니다.

햄스트링과 무릎 통증

허벅지 뒤에 붙어 있는 햄스트링 근육도 무릎 관절의 안정성을 만들어 줍니다. 우리의 근육은 움직일 때 주동하는 주동근, 반대하는 힘을 생성하는 길항근(대항근)이 있습니다. 단순히 보면 움직일 때 주가 되는 근육과 반대되는 근육으로 생각할 수 있지만, 이 둘의 관계는 중요합니다.

근육은 스트레스에 긴장도가 증가하는 정상적인 반응을 가지고 있습니다. 허벅지 뒤에 붙어 있는 햄스트링 근육이 수축하기 위해선 허벅지 앞에 붙은 넙다리 네갈래근이 수축해야 합니다. 무릎이 펴지는 힘을 막기 위해 허벅지 뒤에 붙은 햄스트링이 자연스럽게 수축하는 것이죠.

운동을 통한 반복 수축도 중요하지만, 주동, 길항, 협력 관계의 근육들의 상호작용도 중요합니다. 굳이 무릎을 구부리지 않아도 허벅지 뒷 근육을 (햄스트링) 사용하는 방법은 허벅지 앞 근육인 넙다리 네갈래근을 잘! 사용하는 것입니다.

무릎이 모이면 안 좋을까?

스쿼트, 런지, 데드리프트 같은 운동을 할 때 "무릎이 발보다 안쪽으로 모이면 다칠 가능성이 높아진다."라는 말을 자주 듣습니다. 과연 정말 그럴까요?

X자 다리를 가진 사람은 발보다 무릎이 안으로 들어와 있고, O자 다리를 가진 사람은 발보다 무릎이 바깥으로 나가 있습니다. 그렇다면 X자 다리를 가진 사람이 O자 다리를 가진 사람보다 무릎 통증 발생률이 높을까요?

달리기 선수들을 대상으로 한 연구에서 무릎이 안쪽으로 모이는 러너들의 무릎 통증 유병률을 조사한 결과, 무릎이 안쪽으로 모이는 것과 통증은 관련이 적다는 결론이 나왔습니다.[*] 결국 중요한 것은 무릎의 안정성인 것입니다.

*   Sang-Kyoon Park 1, Darren J Stefanyshyn, <Greater Q angle may not be a risk factor of patellofemoral pain syndrome>, Clinical Biomechanics, 2010

2. QSE, 무릎 안정성을 위한 운동

수술 후 재활치료실에서 가장 먼저 하는 무릎 근육 강화 운동인 Quadriceps Setting Exercise(QSE)는 넙다리 네갈래근을 모두 수축시켜 신전 움직임을 만들고, 뒤에 붙어 있는 굽힘 근육이 외부 힘에 저항하는 수축을 합니다. 이 과정에서 앞과 뒤의 근육이 모두 수축하여 안정성을 만듭니다.

무릎 강화를 위한 운동을 지금 바로 따라 해보세요.

부드럽게 마사지하기

대퇴사두근을 풀자

1 앉은 자세에서 풀고자 하는 허벅지 근육 위에 팔을 올립니다.
2 몸을 위아래로 움직이며 체중을 이용해 압박합니다.

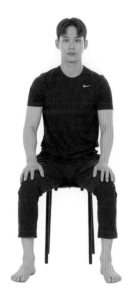 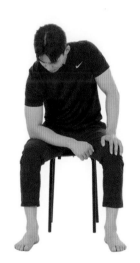 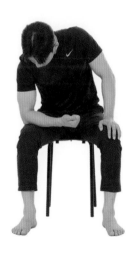

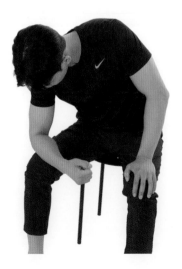

내전근 마사지

1 앉은 자세에서 허벅지 안쪽을 엄지손가락으로 압박합니다.
2 위아래로 움직이며 골고루 마사지합니다.

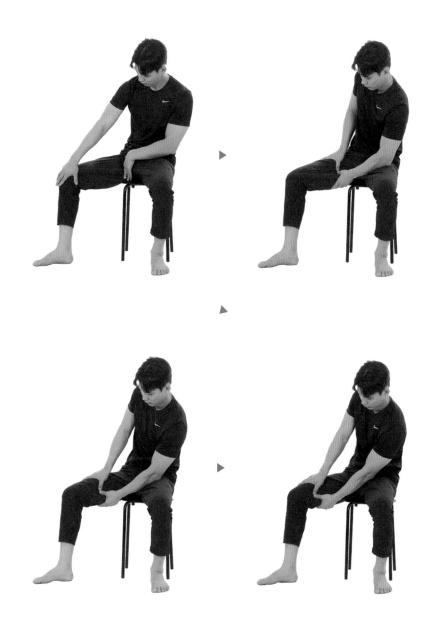

무릎 균형을 위한 운동

무릎 균형을 위한 바닥 쓸기 운동

1   바로 누운 자세에서 양쪽 무릎은 구부리고 한쪽 발등을 들어 줍니다.

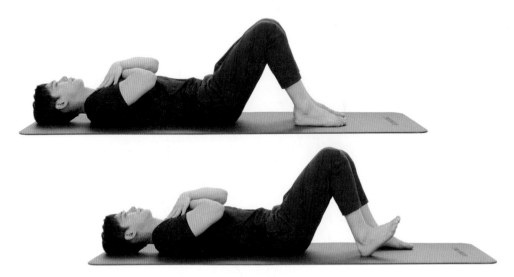

2   뒤꿈치로 바닥을 쓸면서 천천히 무릎을 끝까지 폅니다.

허벅지 뒤와 앞에서 근육이 늘어나고 짧아지는 느낌을 받습니다.

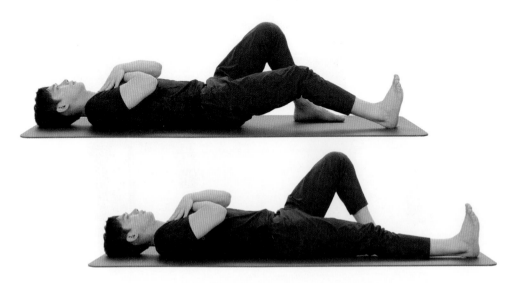

1   양쪽 무릎을 구부리고 엉덩이를 든 자세를 취합니다.

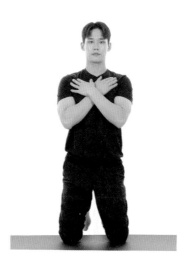

2   한쪽 다리를 바깥쪽으로 벌린 후 반대쪽으로 몸통을 돌립니다.

먼저 숨을 들이마시고 내쉬는 숨에 회전을 합니다.

3   반대쪽도 똑같이 진행합니다.

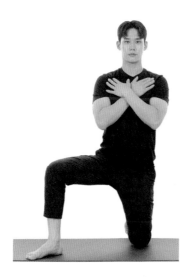 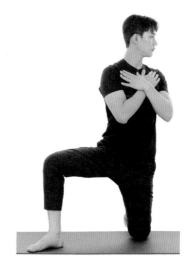

1   무릎 뒤 오금 주름 아래쪽으로 양 엄지 손가락을 받칩니다.

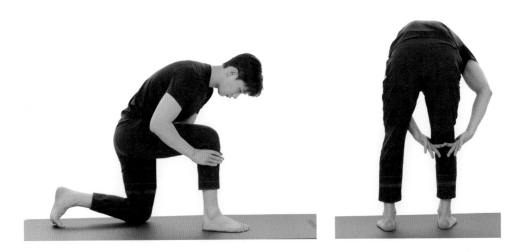

2   엄지손가락은 앞으로 미는 힘을 주면서 앞뒤로 체중 부하를 줍니다.

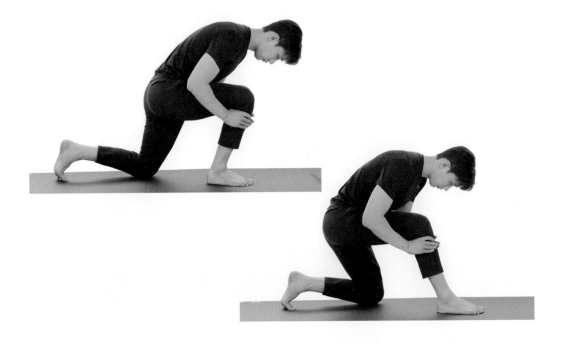

허벅지 운동하기

허벅지를 더 강하게!

1 무릎 밑에 수건을 대고 앉습니다.
2 수건을 꽉! 누르는 힘을 줍니다. 이때 뒤꿈치가 바닥에서 떨어지지
  않도록 해주세요.
  허벅지 안쪽에서 근육이 사용되는 느낌을 받아야 합니다.

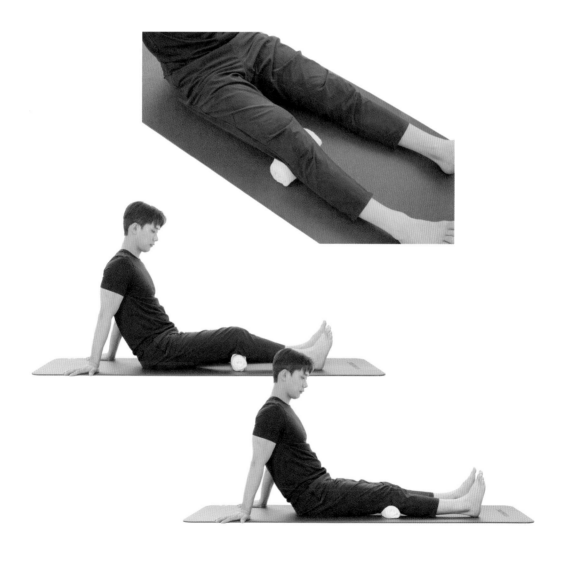

1 무릎 밑에 수건을 2장을 대고 앉습니다.

2 수건을 꽉! 누르는 힘을 줍니다. 이번에는 뒤꿈치가 바닥에서 떨어지는
움직임이 필요합니다.

무릎을 펴는 마지막 20도를 하기 위한 동작입니다. 허벅지 안쪽에서 근육이 사용되는
느낌을 받아야 합니다.

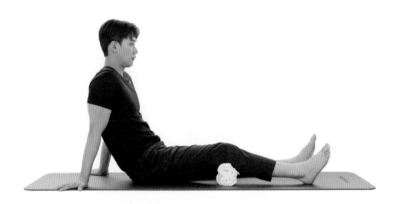

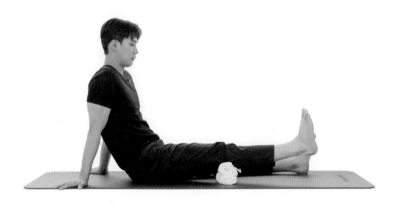

1 앉은 상태에서 무릎은 골반 너비로 벌리고, 양쪽 무릎을 구부립니다.

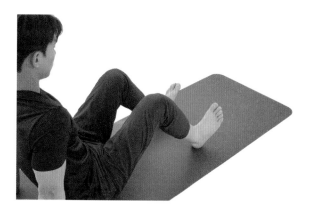

2 엄지발가락끼리, 무릎끼리 서로 붙인 상태에서 뒤꿈치를 쓸며 무릎을 끝까지 폅니다.

이때 허벅지 안쪽에서 자극을 느낄 수 있습니다.

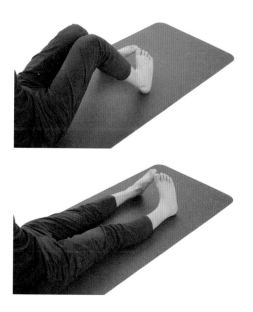

3 발을 바깥쪽으로 벌린 상태에서 뒤꿈치를 쓸며 무릎을 끝까지 폅니다.

이때 허벅지 바깥쪽에서 자극을 느낄 수 있습니다.

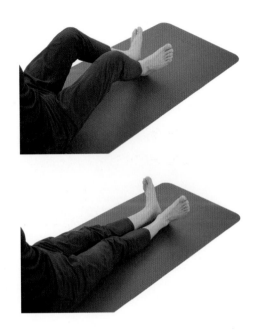

무릎과 함께 운동하기

무릎과 코어 같이 쓰기

1 네발 기기 자세에서 무릎은 골반 너비로 두고 아랫배를 당깁니다.

이때 바닥 미는 힘을 유지해 주세요.

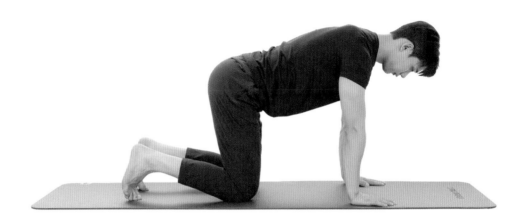

2 무릎을 바닥에서 5~10cm 들고 버팁니다.

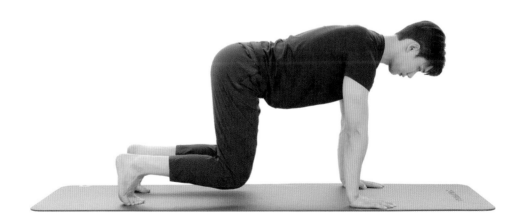

1 다리를 어깨너비로 벌리고 섭니다.

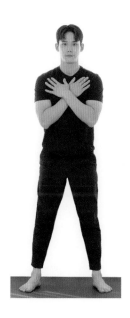

2 쪼그려 앉아 허벅지 앞, 무릎 바로 위쪽에서 근육 자극이 느껴질 때까지
버팁니다.

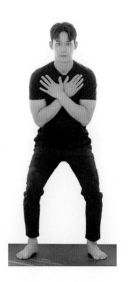 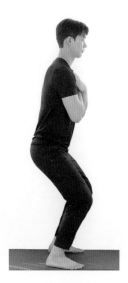

3 뒤꿈치를 먼저 들어 카프레이즈합니다.

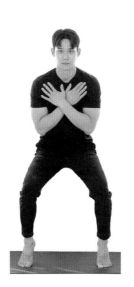 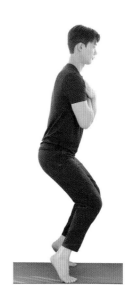

4 허벅지에 힘을 주며 무릎을 끝까지 폅니다.

무릎을 완전히 폈을 때 허벅지 안쪽에서 자극을 느껴야 합니다.

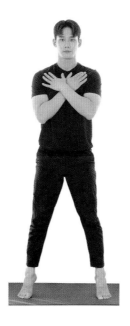 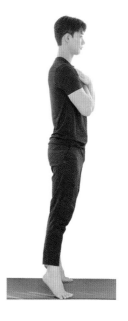

1 바로 선 자세에서 발을 골반 너비로 벌리고 한쪽 다리를 옆으로 들어 올립니다.

이때 골반이 틀어지지 않을 정도로만 들어 올리고, 체중은 버티고 서 있는 다리로 이동합니다.

2 골반 옆에서 엉덩이 근육의 사용을 느낍니다.

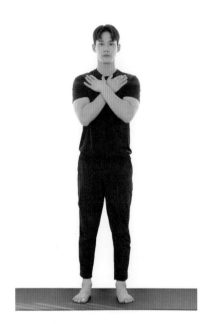 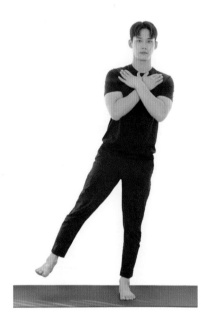

3 엉덩이 근육을 사용하여 무릎을 앞쪽으로 굽힙니다.

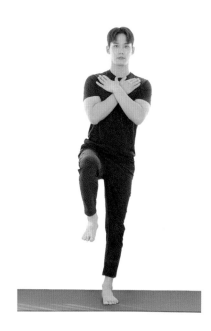

4 반대쪽도 똑같이 진행합니다.

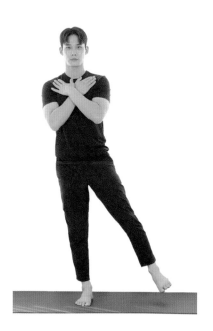
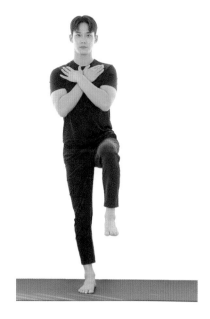

3. 어깨 관절 관리하기

어깨는 사실 4개의 관절이 있다?

우리의 어깨는 관절 복합체입니다. 팔을 움직일 때 4개의 관절이 항상 함께 움직입니다. 복장뼈와 빗장뼈가 연결된 복장빗장관절(SC joint), 빗장뼈와 어깨뼈 봉우리가 연결된 봉우리빗장관절(AC joint), 위팔뼈와 어깨뼈의 접시오목이 연결된 오목위팔관절(GH joint), 어깨뼈와 가슴우리가 만나 어깨가슴관절(ST joint) 네 가지 관절로 구성되고, '어깨 관절 복합체'로 불립니다.

4개의 관절 중 하나라도 문제가 생기면 모든 관절에 영향을 줄 수 있습니다. 반대로 말하면 어깨에 문제가 있다면 4개의 관절 모두 확인을 해야 한다는 말과 같습니다. 우리가 치료사라면 하나의 관절을 섬세하게 만지고 치료할 수 있지만 치료사가 아니기 때문에 할 수 있는 선에서 최대한 어깨를 단단하게 만들어야 합니다.

어깨뼈는 등 뒤에 얹혀 있습니다. 이런 구조로 인해 어깨뼈는 등 움직임에 영향을 받습니다. 마치 엄마가 아기를 등에 업고 있는 것과 같은 형태입니다. 등 뒤에 엎어진 아기가 스스로 움직일 수 있을까요? 엄마의 등 뒤에서는 움직일 수 있지만 공간 이동은 힘듭니다. 엄마의 등이라는 공간과 움직임 안에서만 자유를 보장받은 것이죠.

어깨뼈도 이와 비슷합니다. 등 뒤에 얹혀 있기 때문에 등의 공간과 움직임의 정해진 범위 안에서 동작을 수행할 수 있습니다. 어깨와 목에 통증이 생기면 보통 어깨에서 원인을 찾지만 조금 더 깊게 들어가면 등의 회전, 그 밑으로는 골반의 회전이 원인을 제공했다는 것을 알 수 있습니다.

우리 몸에 붙어 있는 근육을 역할로 구분을 하면, 자세를 유지하는 유지근이 있고 움직임을 만드는 근육이 있습니다. 이렇게 나뉘어 있는 이유는 팔과 다리는 2개가 있지만 몸통은 1개밖에 없기 때문입니다. 팔다리를 잘

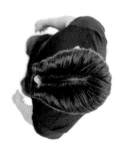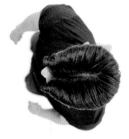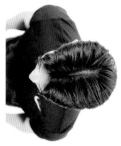

어깨의 불균형과 균형

움직이기 위해선 중심 기둥인 몸통이 단단해야 합니다. 사람에게는 각자의 습관이 있습니다. 만약 왼쪽에 모니터가 있는 업무 환경이라면 우리의 몸통은 왼쪽으로 돌아갑니다. 왼쪽과 오른쪽 옆구리에 붙은 근육의 길이가 한쪽은 짧아지고, 반대쪽은 길어지게 되는 것입니다.

불균형과 라운드 숄더

이 책에서 어깨 자체의 회복을 위해 작은 운동들도 진행하겠지만, 어깨뼈가 의지하는 몸통의 불균형을 개선시키지 않으면 다시 문제점들이 재발할 수 있습니다. 통증 관리를 위해서는 어깨 주위에 붙어 있는 근육에 대해 알아야 합니다.

　　몸통이 왼쪽으로 돌아가면 오른쪽 어깨는 앞으로 빠지고 왼쪽 어깨는 뒤로 빠집니다. 상대적으로 오른쪽 어깨가 앞으로 빠졌기 때문에 라운드 숄더가 심해 보일 수 있습니다. 이때의 불균형은 어깨를 뒤로 빼는 운동을 한다고 개선이 되는 게 아닙니다. 몸통의 비틀림을 개선해야 어깨도 함께 개선됩니다. 예기치 못한 상황에서 스스로 컨트롤할 수 없는 움직임은 관절에 스트레스를 줄 수 있습니다. 이 충격이 누적되면 염증이 생겨 통증을 느끼게 됩니다.

4. 어깨 안정성을 위한 운동

어깨를 단단하게 잡아주는 근육 깨우기

어깨 근육 스트레칭

1   편하게 앉은 자세에서 왼쪽 손이 위로 갈 수 있도록 손을 꼬아
    잡습니다.
2   손과 함께 몸통을 오른쪽으로 돌립니다. 등 뒤, 정확히는 날개뼈에서
    스트레칭 되는 느낌을 받습니다.

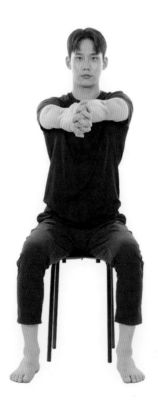 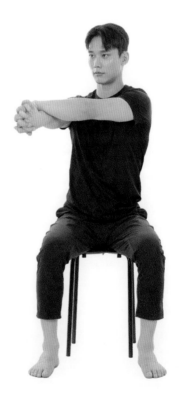

3 오른쪽 손이 위로 갈 수 있도록 손을 꼬아 잡습니다.

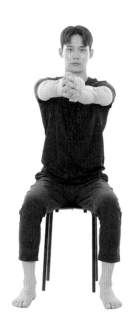

4 손과 함께 몸통을 왼쪽으로 돌립니다.

둘 중에 자극이 더 큰 쪽을 더 많은 시간 스트레칭합니다.

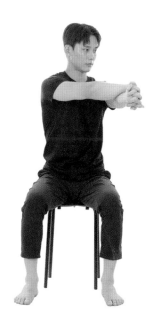

1 주먹을 50%의 힘으로 쥐어 전완 안쪽에 힘이 들어오는 것을 느낍니다.

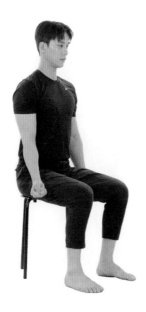

2 주먹을 쥔 상태에서 팔을 5~10도 구부립니다.

만약 손등과 전완 바깥쪽에서 힘이 들어온다면 움직임을 더 줄여야 합니다.

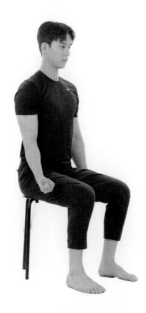

3   힘을 준 상태에서 팔꿈치를 구부립니다. 팔 앞쪽 상완이두근이 수축하는 느낌을 받을 수 있습니다.

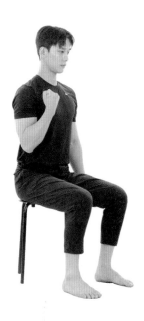

4   자극을 느끼며 팔을 위로 들어 올립니다. 어깨 앞쪽에서 근육이 사용되는 느낌을 받습니다.

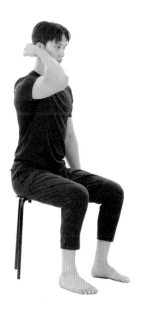

1 팔꿈치를 구부린 상태에서 주먹을 쥡니다.

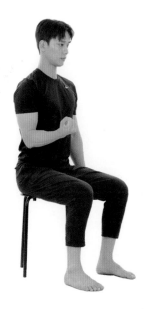

2 손등 방향으로 손목을 구부립니다. 이때 전완 바깥쪽에서 근육의
자극을 느껴야 합니다.

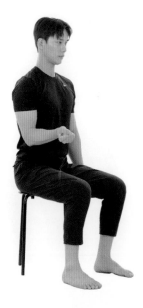

3 주먹을 쥔 상태에서 팔꿈치를 폅니다. 팔 뒤쪽의 상완삼두근에서 근육의 자극을 느껴야 합니다.

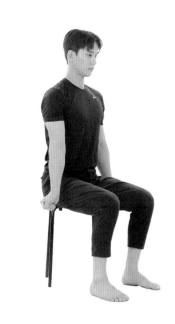

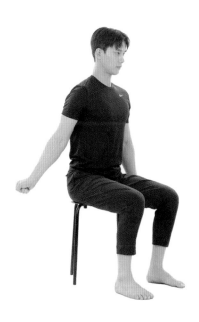

1   양 주먹을 살포시 쥡니다. 이때 양 전완근이 수축하는 느낌을 받아야
        합니다.

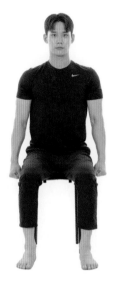

2   주먹 쥔 상태에서 팔을 앞으로 들어 올립니다. 자연스럽게 전완, 팔,
        어깨에 힘이 들어오는 것을 느낄 수 있습니다.

        평소 어깨에 힘이 들어오던 분들도 힘이 약해진 것을 느낄 수 있습니다.

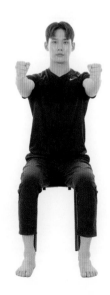

1   배꼽 위에 한쪽 손을 올리고 복부를 가볍게 누릅니다.

이때 가슴 근육이 수축하지 않도록 가볍게 눌러 주세요.

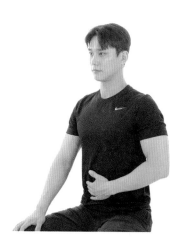

2   사진처럼 주먹을 살포시 쥐면서 바깥쪽으로 돌립니다.

이때 새끼손가락, 약지에 힘을 더 줍니다. 날개뼈 뒤에서 근육이
수축하는 느낌을 받을 수 있습니다.

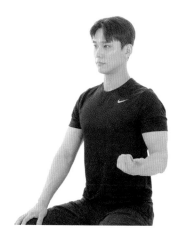 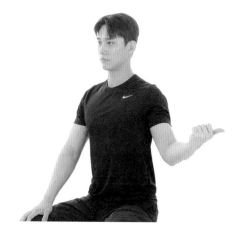

3 날개뼈에 자극을 느끼며 팔을 천천히 올려 만세 자세를 취합니다.
그리고 팔을 안쪽으로 돌리며 내려옵니다.

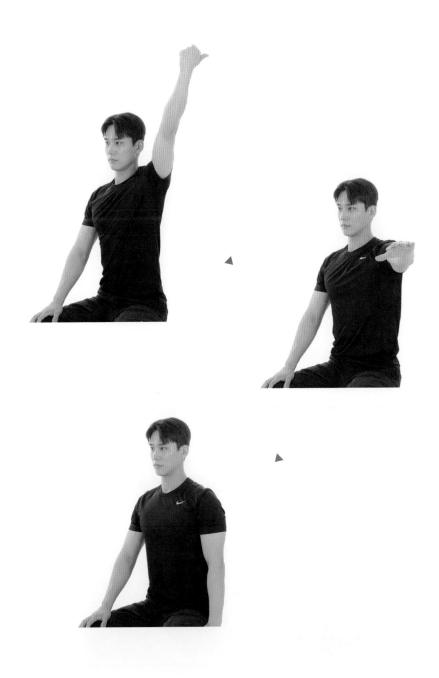

어깨와 연결된 팔 강화하기

팔 강화 운동 1

1 네발 기기 자세를 취합니다.

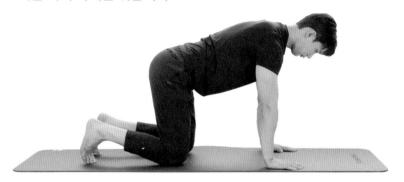

2 아랫배를 당긴 상태에서 팔꿈치가 바닥에 닿을 수 있게 천천히 구부립니다. 해당 동작을 반복합니다.

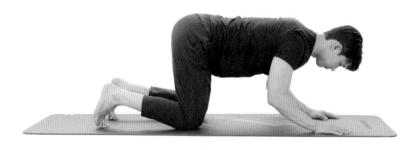

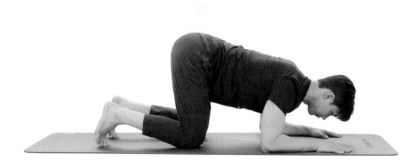

1 네발 기기 자세에서 오른쪽 손만 주먹을 쥡니다.

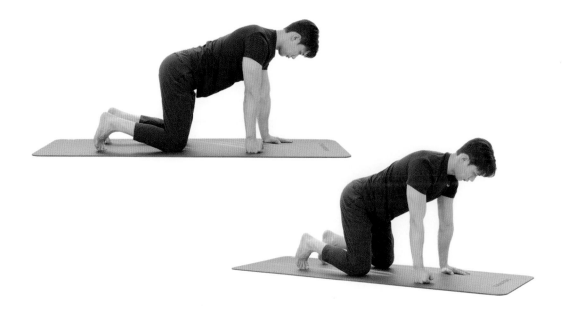

2 팔 근육의 수축감을 느낀 상태에서 천천히 오른팔을 뒤로 당깁니다.

이때 지지하는 손은 바닥 미는 힘을 주세요.

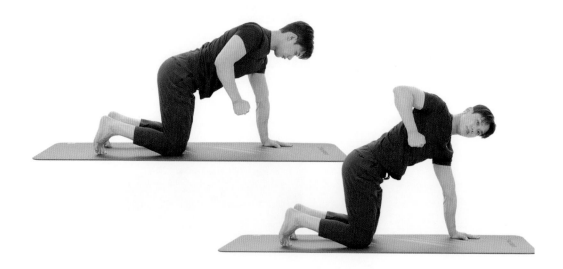

3 반대쪽도 똑같이 진행합니다.

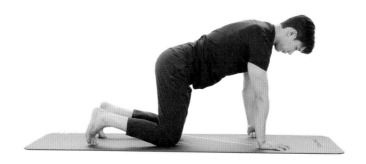

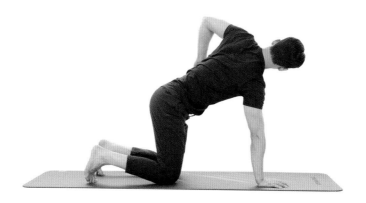

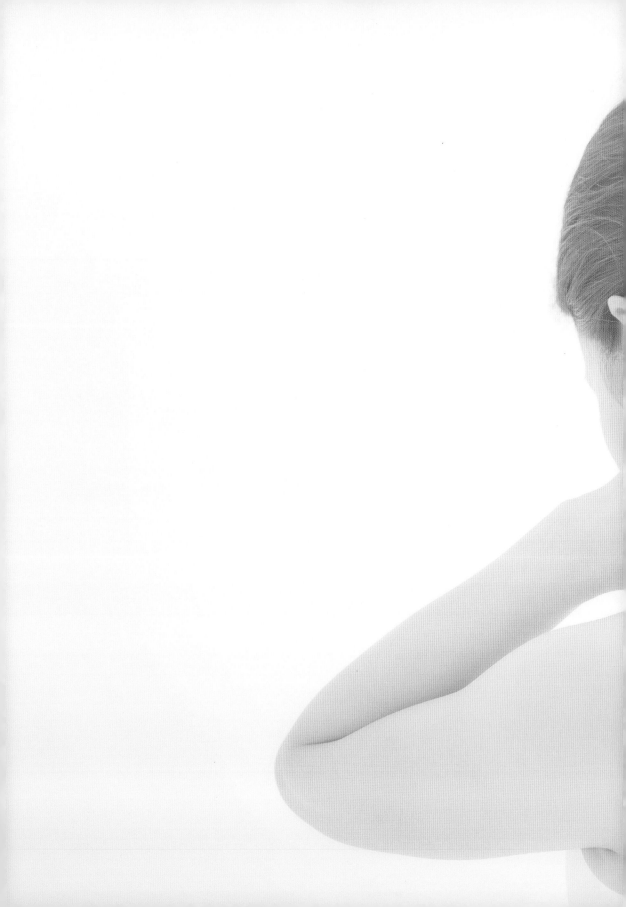

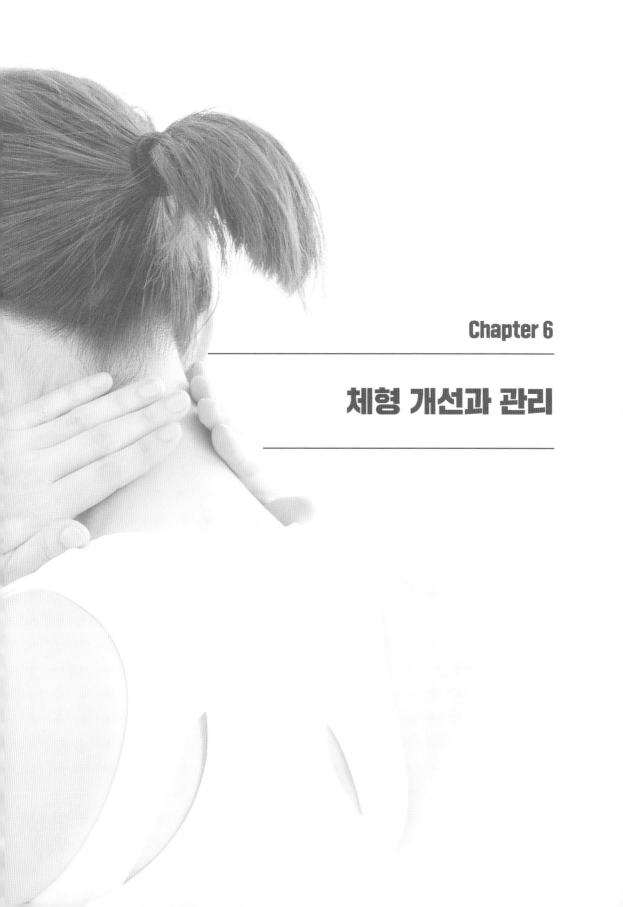

Chapter 6

체형 개선과 관리

1. 체형 리셋하기

이제 통증이 줄었다면 몸의 불균형을 찾아 개선해 봅시다!

주의 사항

처음부터 순서대로 진행해 주세요. 우리의 몸은 연결되어 있습니다.
발바닥에서부터 천천히 평가하고 운동해야 반복하는 일이 줄어듭니다.

아치 평가

1 반 무릎 서기 자세에서 엄지발가락을 위로 들어 올립니다.
만약 발바닥이 아치 모양을 만든다면 아치 높이를 높일 수 있는
희망이 있습니다.

아치 모양이 생기지 않는 분들은 '선천적 평발'일 가능성이 있습니다. 진단을 받은
기록이 없다면 꼭 병원에 방문해 보기를 권장합니다.

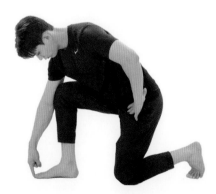 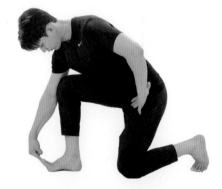

1   반 무릎 서기 자세에서 발의 중앙 아래 아치를 찾습니다.

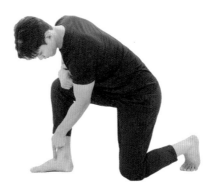

2   좌우 모두 진행하고 어느 쪽 발이 손가락 마디가 더 많이 들어가는지
     확인합니다.

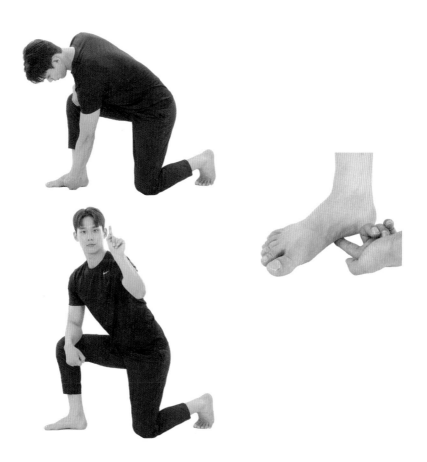

3 반대쪽도 똑같이 진행합니다.

→ 손가락 마디가 안 들어가는 쪽의 아치가 상대적으로 낮을 가능성이 높습니다.

→ 모두가 그런 것은 아니지만, 아치가 낮은 쪽이 무릎이 안쪽으로 무너져 있을 가능성이 높습니다.

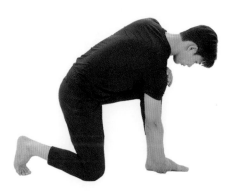

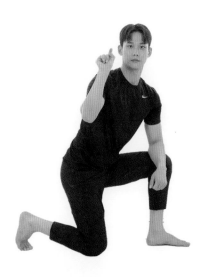

무릎 평가

1 좌우 무릎과 정강이가 비틀린 정도를 비교해 보세요.

→ 더 많이 비틀어진 쪽의 아치가 상대적으로 낮을 가능성이 높습니다.

→ 아치가 무너진 쪽의 무릎과 정강이가 비틀어져 있을 가능성이 높습니다.

→ 위로 연결된 다리뼈는 넘어가지 않도록 버티고 있는데, 이때 무릎 관절에 비틀리는 힘이 생기게 됩니다. 이런 불균형이 무릎 불안정성을 유발하고 통증을 일으킬 수 있습니다.

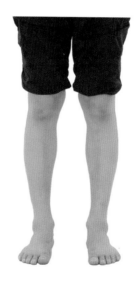

골반 평가

1   의자에 앉은 자세에서 양쪽 다리를 반대쪽 허벅지 위에 올려 좌우
    무릎의 위치를 확인합니다.

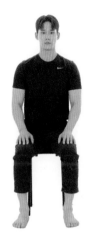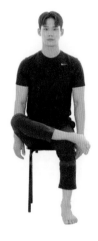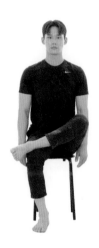

2   선 자세에서 한쪽 다리를 들어 올립니다.

3   다리를 안쪽으로 회전하여 좌우 움직임의 불편함 정도를 평가합니다.

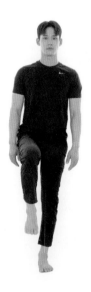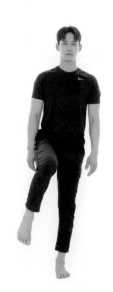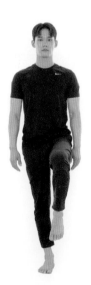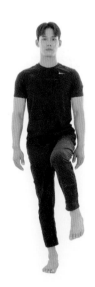

척추, 어깨 평가

1   양쪽 무릎을 붙이고 앉습니다.

2   양쪽 손을 앞으로나란히 후 손바닥은 붙입니다.

3   몸통을 좌우로 회전합니다. 이때 더 불편하거나 돌아가지 않는 쪽을
    확인합니다.

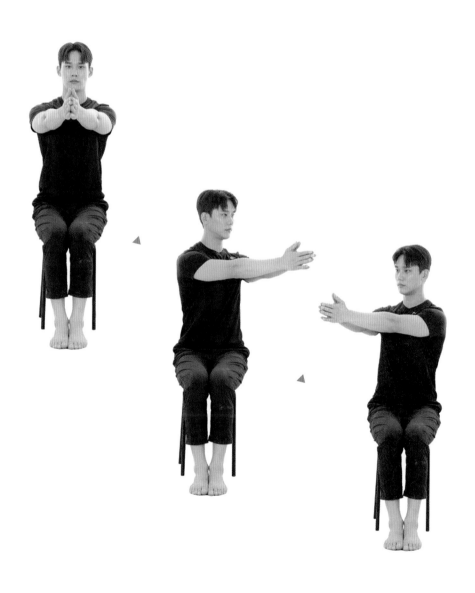

마름근 평가

1 앉은 자세에서 한쪽 손을 반대 측 어깨에 올립니다.

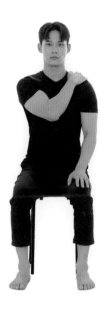

2 고개는 움직이지 않고 정면을 바라본 채 팔꿈치를 들어 올릴 수 있는
   만큼 올립니다.

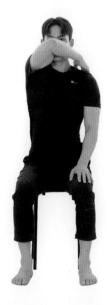

3 반대쪽도 똑같이 평가하고, 더 안 올라가거나 불편한 쪽을 평가합니다.

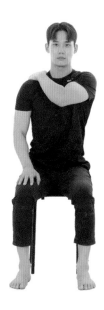

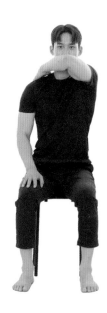

결과 확인하기

아치

아치가 높다고 해서 무조건 좋은 건 아닙니다. 아치가 낮을 경우 무릎 관절이 비틀릴 가능성이 커지고, 무릎 안쪽의 근육, 조직들이 받는 스트레스 또한 커질 수 있습니다. 아치가 상대적으로 낮은 쪽의 아치를 높이기 위한 운동을 진행합니다.

무릎

한쪽으로 체중 지지를 오랜 시간 할 경우 인대와 같은 조직들이 늘어나 관절이 비틀릴 수 있습니다. 비틀린 관절면은 기계적인 스트레스로 통증을 일으킬 수 있습니다. 좌우가 동시에 틀어질 경우 X자 다리라고 하는 불균형이 생길 수 있습니다. 상대적으로 비틀림 정도가 큰 쪽으로 운동을 진행합니다. 이후 양쪽 모두 진행합니다.

골반

골반이 한쪽으로 돌아갈 경우 고관절 움직임에 영향을 줄 수 있습니다. 한쪽 다리를 반대쪽 다리 위에 꼬았을 때 무릎의 위치가 높은 쪽으로 골반이 돌아가 있을 가능성이 큽니다. 골반은 후방경사 포지션에 갇혀 있을 수 있습니다. 좌우 움직임의 범위가 달라지며 사용되는 근육이 바뀝니다. 골반 주위 근육 긴장도의 불균형은 허리 통증을 유발할 수 있습니다.

척추

척추는 골반과 연결되어 있습니다. 몸통이 왼쪽으로 돌아갔을 경우 골반은 오른쪽으로, 몸통이 오른쪽으로 돌아갔을 경우 골반은 왼쪽으로 틀어졌을 확률이 높습니다. 고관절의 움직임만 개선하는 것이 아닌, 골반과 몸통을 함께 운동해야 더 큰 교정 효과가 있습니다.

어깨

등 위에는 날개뼈가 있습니다. 몸통의 회전 불균형에 맞춰 날개뼈 정렬도 바뀝니다. 당연히 날개뼈와 연결된 팔의 움직임에도 변화를 줄 수 있습니다. 몸통이 왼쪽으로 돌아갔을 경우 왼쪽 팔꿈치의 움직임이 더 제한되고, 몸통이 오른쪽으로 돌아갔을 경우 오른쪽 팔꿈치의 움직임이 제한될 확률이 높습니다.

차례로 평가한 후 따로 기록해 두는 것을 추천합니다. 발부터 천천히 운동을 따라 해주세요. 몸 정렬이 바르게 맞춰지는 것을 느낄 수 있을 것입니다.

2. 체형 리셋 루틴

아치 운동

상대적으로 낮은 아치 운동하기 1

1 반 무릎 서기 자세를 만들고 발바닥 아치를 만듭니다.

발 파트의 아치 만드는 운동을 연습하고 오세요!

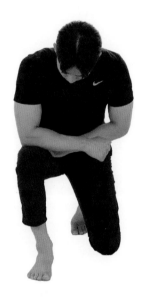

2 발바닥 밑의 아치 힘을 느끼며 앞으로 체중 이동을 합니다.
이때 발가락에 힘을 풀며 뒤꿈치를 들어 올립니다. 천천히 뒤꿈치를
내리며 동작을 반복합니다.

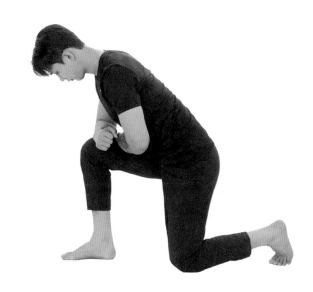

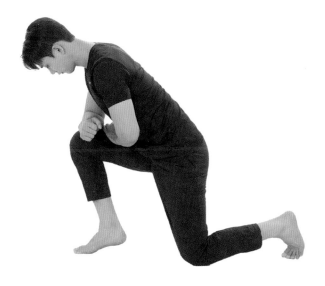

1   상대적으로 아치가 낮은 쪽 다리를 뒤쪽에 두고 섭니다.

2   뒤꿈치로 바닥의 버튼을 누르듯 천천히 내립니다.

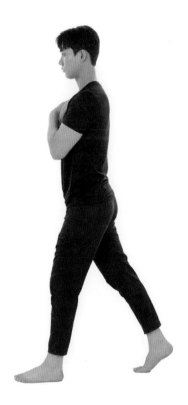 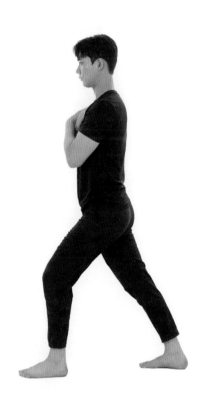

무릎 운동

안쪽 무릎 근육 사용하기(양쪽 모두 진행합니다.)

1 무릎을 20도 구부린 후 버팁니다. 무릎 위 근육 자극을 느낍니다.
2 뒤꿈치를 천천히 들어 올립니다.

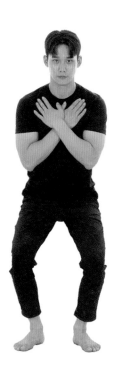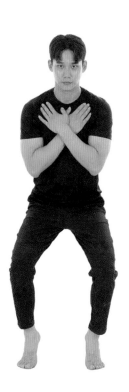

3 뒤꿈치를 든 상태에서 무릎에 힘을 주며 끝까지 폅니다.

이때 허벅지 안쪽에 자극을 느껴야 합니다. 자극을 느꼈다면 처음 자세로 돌아옵니다.

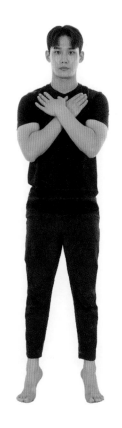 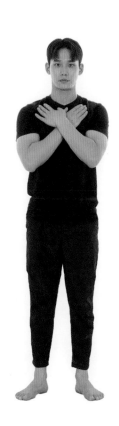

골반 운동

다리 꼬기 평가 시 왼쪽 무릎이 더 높았을 때

1   골반 너비로 선 상태에서 무릎은 20도 구부립니다.

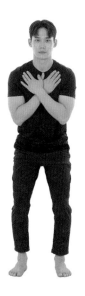

2   왼쪽 다리를 한 발짝 앞으로 뻗습니다. 이때 앞다리에 체중 90%를 실어 줍니다.

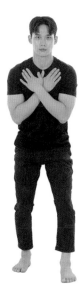

3 몸통을 뻗은 다리 쪽으로 회전합니다.

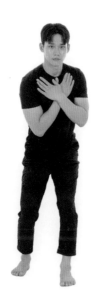

4 손을 갈비뼈에 대고 숨을 크게 들이마신 후 내쉬는 호흡을 진행합니다.

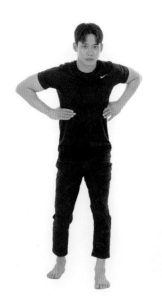
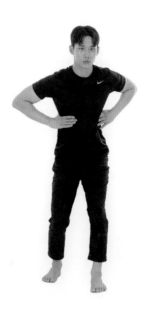

1　골반 너비로 선 상태에서 무릎은 20도 구부립니다.

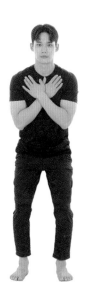

2　오른쪽 다리를 한 발짝 앞으로 뻗습니다. 이때 앞다리에 체중 90%를
　　실어 줍니다.

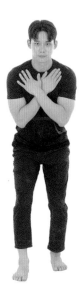

3 몸통을 뻗은 다리 쪽으로 회전합니다.

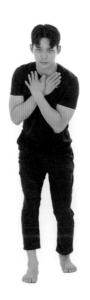

4 손을 갈비뼈에 대고 숨을 크게 들이마신 후 내쉬는 호흡을 진행합니다.

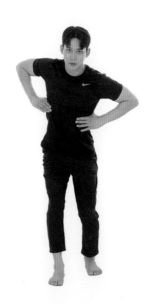 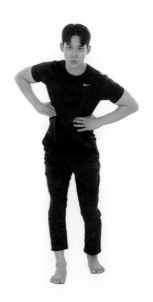

척추, 어깨 운동

몸통을 오른쪽으로 돌리기 불편하고 왼쪽 팔꿈치가 더 안 올라갈 때

1   양쪽 다리를 모으고 무릎은 20도 구부립니다.
2   양쪽 손바닥을 붙인 상태로 앞으로나란히 합니다.

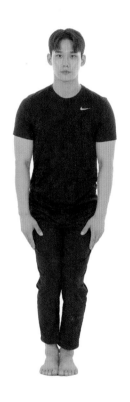 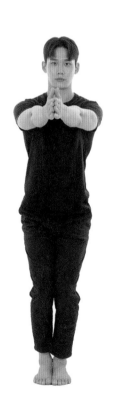

3 오른쪽 손은 뒤로 당기고 왼쪽 손은 앞으로 길게 찔러 줍니다.
  끝 지점에서 갈비뼈를 벌리며 횡격막 호흡을 진행합니다.

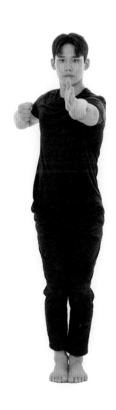

1 무릎은 20도 구부리고 양손은 붙인 상태로 팔을 앞으로나란히 합니다.

2 왼쪽 손은 뒤로 당기고 오른쪽 손은 앞으로 길게 찔러 줍니다. 끝 지점에서 갈비뼈를 벌리며 횡격막 호흡을 진행합니다.

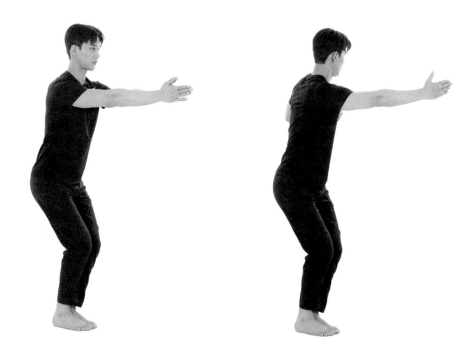

마지막 합치기

왼쪽 균형

1 왼쪽 다리를 뒤에 두고 양쪽 손바닥은 붙인 상태에서 팔을 앞으로 나란히 합니다.

2 양쪽 손끝을 앞으로 길게 찌릅니다. 전신에 근육이 사용되는 느낌을 받습니다.

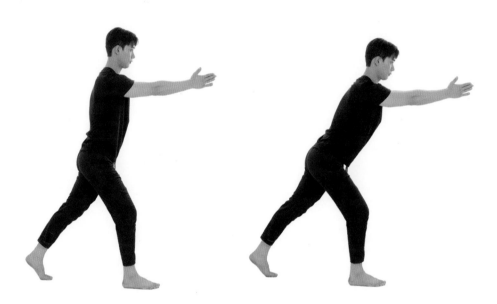

오른쪽 균형

1   오른쪽 다리를 뒤에 두고 양쪽 손바닥은 붙인 상태에서 팔을 앞으로나란히 합니다.

2   양쪽 손끝을 앞으로 길게 찔러 전신의 근육을 사용합니다.

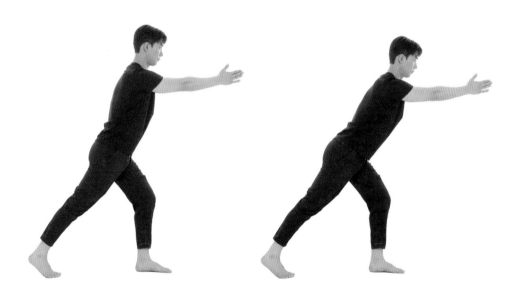

1 양쪽 무릎을 20도 구부리고 손바닥은 붙인 상태로 팔을 앞으로나란히
   합니다.
2 아랫배를 당긴 상태에서 양쪽 손을 멀리 밀어 상체를 살짝 숙입니다.
   10초 버티고 돌아오기를 반복합니다.

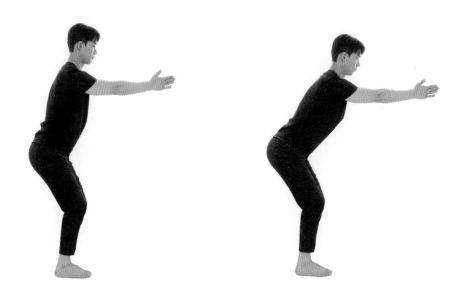

통증과 교정 운동

초판 1쇄 발행 2024년 11월 6일

지은이 파브스포츠(채정욱 유은비 김순호)
펴낸이 박영미
펴낸곳 포르체

기획·책임편집 임혜원
마케팅 정은주
디자인 황규성

출판신고 2020년 7월 20일 제2020-000103호
전화 02-6083-0128 | 팩스 02-6008-0126
이메일 porchetogo@gmail.com
포스트 https://m.post.naver.com/porche_book
인스타그램 www.instagram.com/porche_book

ⓒ 채정욱 유은비 김순호(저작권자와 맺은 특약에 따라 검인을 생략합니다.)
ISBN 979-11-93584-84-2 (13510)

여러분의 소중한 원고를 보내주세요.
porchetogo@gmail.com